걸음걸이만
바꿔도
30년 젊게
산다

걸음걸이만 바꿔도
30년 젊게 산다

초판 1쇄 발행 2019년 8월 22일
초판 3쇄 발행 2020년 12월 9일

지은이 성기홍
펴낸이 조자경
펴낸곳 도서출판 블루페가수스

책임편집 최서윤
디자인 데시그 이승은 윤설란
본문 그림 벼리
본문 사진 임익순
사진 모델 한국워킹협회 워킹지도자 강선애
마케팅 천정한
경영지원 이진희

출판등록 2017년 11월 23일(제2017-000140호)
주소 07327 서울시 영등포구 여의나루로71 동화빌딩 1607호
전화 02)780-1222 / 780-4392 **주문팩스** 02)6008-5346
이메일 hanna126@hanmail.net

ⓒ 2019 성기홍

ISBN 979-11-89830-05-2 03510

걸음걸이만 바꿔도 30년 젊게 산다

우리나라 최초
걷기운동 전문가가
알려주는
뇌와 걷기의 비밀

성기홍 지음 | 이시형 감수 | 홍정기 자문

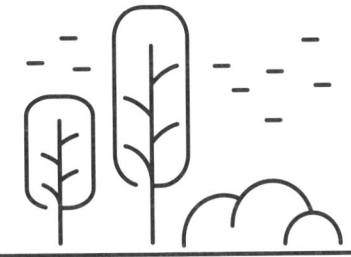
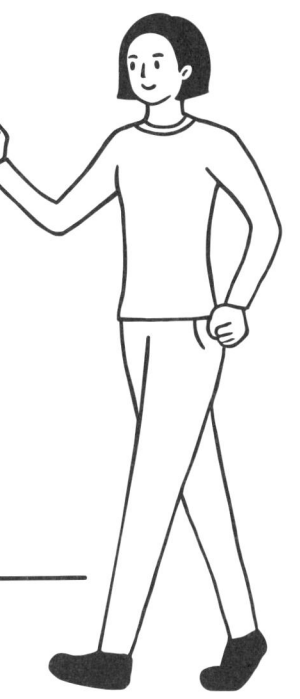

블루페가수스

걷기운동이
국민건강운동으로 거듭나길

언제부터인가 사람들은 몸보다 머리를 더 많이 쓰는 세상을 살고 있다. 학생들이나 직장인들 대부분은 하루 10시간 가까이 책상 앞에 앉아 생활한다. 몸을 움직이지 않고 앉아서만 생활하는 현대인의 습관은 여러 가지 질병을 유발하는 것으로 알려져 있다.

이것을 예방하려면 운동을 생활화하여야 할 것이다. 그러나 바쁜 현대인들이 운동을 생활화하기란 말처럼 쉽지 않다. 이러한 때에 나온 걷기 전문가 성기홍 박사의 《걸음걸이만 바꿔도 30년 젊게 산다》는 아주 시의적절한 책이다.

특히 걷기가 뇌에 미치는 영향을 중심으로 걷기와 치매 예측의 관계를 설명한 부분이 흥미롭다. 책 뒷부분에서는 누구나 쉽게 할 수 있는 걷기와 스트레칭 동작을 사진과 함께 실어, 수시로 들여다보고 따라 하는 건강 참고서 역할을 할 수 있을 것이라 생각한다.

　몸을 쓰지 않고 운동을 멀리하면 젊은 나이라 해도 건강을 장담할 수 없다. 그런 이유로 일상에서 늘 실천할 수 있는 생활체육이 중요하다. 대한체육회가 '스포츠로 행복한 대한민국'을 위한 미래의 100년을 새롭게 설계하고, 스포츠를 즐김으로써 삶의 활력을 찾을 수 있도록 국민들의 건강 증진과 체력 증진에 최선을 다하고자 하는 것도 이러한 이유 때문이다. 아무쪼록 이 책이 국민건강 증진을 위한 지침서가 되어 걷기운동이 누구나 할 수 있는 국민건강운동으로 거듭나길 바란다.

이기흥

대한체육회장, IOC 위원

일상에서 실천하는
쉽고 간편한 건강습관

나는 새벽같이 일어나 발끝부터 몸을 움직인다. 스트레칭과 명상을 하고 가벼운 발마사지로 운동을 마무리하며 내 몸에 감사의 마음을 전한다. 그리고 식사 후 보폭에 집중하며 빠른 걸음으로 산책한다. 이것이 여든이 훌쩍 넘은 나이에도 내가 건강을 유지하는 비결이다.

맑은 공기를 마시며 산책과 명상을 하고, 긍정적인 마음으로 이상을 품는 것만큼 행복과 평온을 가져다주는 것이 있을까? 이는 100가지 약보다 그 효과가 좋다. 모든 것이 그렇듯 건강도 잃고 난 후에 고치려 애쓰는 것보다 미리 미리 자신의 생활습관과 환경을 관리해, 병에 걸리지 않도록 예방하는 것이 중요하다.

요즘 사람들이 가장 두려워하는 병, 치매 역시 마찬가지다. 치매 환자를 위해 약물 치료가 행해지고 있지만 확실한 치료법은 아니기에 치매야말로 예방이 가장 중요한 병이다. 그리고 치매 예측과 예방에 있어 걸음걸이가 중요한 척도가 된다.

이 책은 걸음걸이로 어떻게 치매를 예측하는지, 걷기가 뇌의 인지기능에 어떤 영향을 주는지, 걷기를 통해 뇌가 좋아지는 원리는 무엇인지를 간결하게 설명하고 있다. 밥 먹고 숨 쉬듯 자연스럽게 걷기를 생활화한다면 우리의 뇌와 마음, 몸의 건강은 분명 지금보다 한층 좋아질 것이다.

독자보다 먼저 책을 읽으며 알찬 내용 구성과 쉬운 설명에 시간 가는 줄 몰랐다. 기존의 책들이 뇌를 분석하는 이론에만 집중하거나 걷기의 중요성을 강조하는 것에만 치우친 것과 달리 이 책은 걷기와 뇌의 관계를 실용적으로 다룬다. 이론과 실제의 균형감 있는 동행이다. 여러분도 같이 동행하시길.

이시형
한국자연의학종합연구원 원장, 힐리언스 선마을 촌장

걸음걸이만 바꿔도
몸과 뇌가 살아난다

세계적으로 유례없는 고령화가 급속히 이뤄지고 있다. 이런 추세라면 2065년에는 우리나라 전체 인구의 42.5퍼센트가 65세인 초고령사회가 된다. 막연히 말하던 100세 시대가 코앞으로 닥쳐오면서 고령화와 거기서 파생되는 문제들 또한 적지 않을 것이라는 의미다.

주변을 둘러보면 나이 마흔을 넘기면서 부쩍 치매를 신경 쓰는 사람들이 늘어나고 있다. 치매는 고령화와 함께 찾아오는 문제 중 하나다. 암보다 무섭다는 치매는 어르신들이 가장 두려워하는 질병으로 꼽히지만, 그렇다고 노인들만의 질병은 아니다. 환경과 생활습관의 변화로 최근 젊은 층에서도 치매 발병이 늘어나고 있다. 하지만 안타깝게도 아직까지는 의학적으로 확실한 치매 치료의 방법이 없는 실정이다.

우리나라는 현재 치매 국가 책임제와 장기 요양 보험 등 사후 관리 위주의 정책에 집중돼 있다. 치매 환자의 사후 관리 비용이나 가족이 부담해야 할 고통을 생각한다면 치매야말로 예방의 중요성을 아무리 강조해도 지나치지 않은 병이다.

그래서 걷기를 통한 치매 예측과 예방의 구체적 방법을 알려주는 이 책의 출간이 반갑다. 치매를 미리 발견할 수만 있다면 막연한 공포와 두려움에서 벗어날 수 있고, 치매의 진행 속도를 늦추는 것은 물론 발병 자체를 미리 막을 수도 있다.

자세와 걸음걸이만 바꿔도 몸이 달라지고, 뇌가 살아난다. 더 많은 독자들이 이 책을 통해 걷기의 중요성을 깨닫고, 다리를 움직여 뇌가 살아나는 경험을 몸소 해보기를 권한다.

홍정기
차의과학대학교 스포츠의학대학원 원장

차례

1장. 걸음 속도로 치매를 예측한다

2장. 당신의 뇌는 안녕하십니까

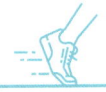

3장. 걸음걸이만 바꿔도 뇌가 살아난다

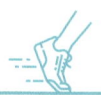

4장. 30년 젊게 만드는 운동 비밀

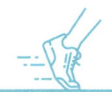

걸음 속도를 높이고 근력을 강화하면
치매 없이 100세 산다

요즘 걷기운동은 한때를 풍미하는 열풍이 아니라 자연스럽게 우리 삶의 절대적인 한 부분이 되었다. 생리의학적 측면을 비롯해 사색과 명상, 창의성 향상, 신체의 건강 증진 등 걷기운동의 중요성과 실효성이 다양한 연구와 오랜 시간을 통해 입증되었기 때문이다. 그런데 걷기가 최근 관심의 대상인 분야가 하나 더 있다. 바로 뇌 질환 및 치매와 관련해서다.

걷는 행위는 매우 단순해 보이지만, 실은 타고난 신체 조건과 후천적 능력이 결합해 기능하는 신체의 복잡한 활동이다. 우리 몸의 근육과 뼈가 움직여 그 변수들이 걸음 속도, 발의 각도, 균형감, 보폭에 기여하거나 영향을 미친다. 여기에는 개인의 건강 상태,

운동제어 능력, 근력 및 근골격계 상태, 감각 및 지각 기능, 지구력과 습관적 활동 수준, 인지 상태 등의 정보가 들어 있다.

걸음걸이나 걸음 속도를 분석하는 것만으로도 미래의 건강 상태와 사망률을 파악할 수 있고, 치매 예측과 예방, 낙상 예방과 치료까지 가능해진다. 그래서 '걸음 속도'는 혈압, 심박수, 호흡, 체온 및 통증과 함께 신체 상태를 모니터링하는 여섯 번째 생체신호다.

치매는 대략 10~15년의 잠복기를 갖는데, 이 기간에는 의학적 진단이 쉽지 않다. 기억과 학습에 관여하는 신경세포들의 60~70퍼센트가 죽어 없어지거나 제 기능을 다하지 못할 때까지 인지기능은 큰 문제없이 작동되기 때문이다. 특히 치매 초기의 3~5년간은 증상이 전혀 없으며, 현재의 의학 기술로는 무증상 기간 동안 치매를 예측할 수 있는 방법이 없다. 그래서 안타깝게도 병을 키운 후에야 발견하게 된다.

이런 이유로 대개의 사람들이 치매 증상이 나타난 65세 전후로 검사와 진단을 받는다. 65세에 발병했다면 치매는 이미 50세부터 시작됐다는 말이다. 만일 50세 무렵에 치매를 미리 예측할 수 있다면, 15년 앞당겨서 치료할 수 있다는 뜻이기도 하다. 걸음걸이가 중요한 이유가 여기에 있다. 무증상기에 나타나는 가장 큰 변화가 바로 걸음걸이, 특히 걸음 속도이기 때문이다. 다시 말해 걸음 속도와 걸음걸이 패턴을 분석함으로써 치매를 예측할 수 있다.

노화가 오고 근력이 감소하면 걸음 속도가 느려지는데 이때 일반적인 노화라면 완만하게 속도가 떨어지는 반면, 경도인지장애나 치매를 앓는 경우 걸음 속도는 급격하게 떨어진다. 그뿐 아니라 걸음걸이 모양과 방향, 보폭, 균형감 등에도 변화가 온다. 다만 이것을 본인이 인지하기 어렵다는 게 문제다.

최근 AI 빅 데이터를 기반으로, 생체신호를 읽음으로써 걸음 속도나 패턴의 분석에 도움을 주는 프로그램들이 나와 있다. 디멘시아워처와 브레인워크 1.36이 대표적이다. 그동안 걷기 앱들은 걸은 거리, 소모된 칼로리와 체중 등에 집중돼 있는 등 '운동 모드'였다. 그러나 이 두 가지 앱은 걸음 속도와 보폭, 발의 각도, 균형감 등 패턴을 분석함으로써 연령 대비 잔여수명과 건강수명을 예측해준다. 데이터를 기반으로 인지기능 상태를 바로 확인할 수 있으며, 가족끼리 데이터를 공유할 수도 있다.

현재 의학적으로 치매를 확실히 치료하는 방법은 없다. 약물치료가 행해지고 있지만 미온적이다. 그래서 치매는 치료보다 예방이 중요하다. 치료에 있어서도 가장 좋은 것은 인지기능을 향상시키는 것이며, 인지기능 향상을 위해 걷기운동이 가장 효과적이라는 연구들이 쏟아져 나오고 있다. 걸을 때 보폭을 10센티만 넓

혀도 우리 신체와 뇌에는 놀라운 변화가 생긴다. 신체와 뇌가 건강해지면 삶의 질도 완전히 달라진다.

　이 책에서는 걸음 속도가 왜 치매 예측의 훌륭한 척도가 되는지, 걸음걸이를 통해 치매를 어떻게 예측·예방하고 치료할 수 있는지를 다뤘다. 나아가 걸음걸이가 뇌의 인지기능에 미치는 영향을 증명하는 여러 논문을 근거로, 걷기운동이 인지기능 향상에 얼마나 긍정적인 영향을 미치는지도 살펴보고 있다.

　하지만 가장 중요한 것은 걷기운동을 실천하는 것이다. 하루 30분, 주 5회 걷기운동으로도 우리의 건강은 향상될 수 있다. 제대로 걷기만 해도 뇌가 젊어지고 인생이 달라진다. 이 책에는 뇌와 몸의 건강을 지켜주는 브레인 워킹과 자세 교정 스트레칭까지, 혼자서도 쉽게 따라 할 수 있는 운동법들이 사진과 함께 실려 있다. 매일 실천하면서 몸의 건강을 지키고, 행복한 삶으로 나아가자.

　더 젊어지는 인생 후반전, 지금이야말로 걷기운동이 필요한 때다.

2019년 8월
이학박사 성기홍

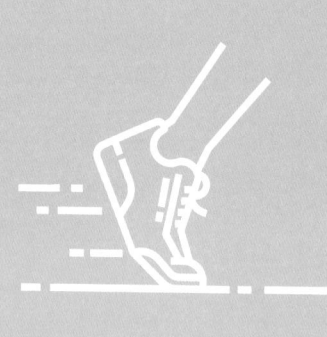

1장

걸음 속도로
치매를 예측한다

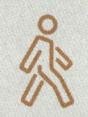

WALKING SPEED

걷는 행위는 매우 단순해 보이지만, 타고난 신체 조건과 후천적 능력이 결합해 이루어지는 복잡한 신체활동이다. 여섯 번째 생체신호인 걸음걸이(걸음 속도와 패턴)를 분석하는 것만으로도 현재와 미래의 건강 상태, 사망률을 예측할 수 있으며, 치매 예측·예방·치료가 가능하다.

몸이 보내는
여섯 번째 생체신호

인간은 직립보행을 시작하면서 걷지 않고는 살 수 없는 존재가 됐다. 걷는 것은 숨 쉬고 밥을 먹는 것만큼이나 자연스러운 일상적 행위다. 그래서일까? 공기와 햇볕의 소중함을 애써 신경 쓰지 않듯이 많은 이들이 걸음걸이를 소홀히 여겨왔다. 목적지가 정해지면 걷고, 다리가 움직이니까 걸었다. 내 다리가 어떤 원리로 움직이는지, 수많은 근육이 어떤 협응 작용을 해서 걷는지 알지 못했다. 걷기가 얼마나 중요한지에 대해 생각해보지 않은 것이다.

그러나 어느 날 갑자기 걷지 못하는 불행이 찾아왔을 때를 생각해보자. 작은 티눈 하나, 티끌 만한 가시 하나에도 그 아픔으로 걸음걸이 모양과 형태, 속도에 변화가 찾아온다. 우리가 의식하지 않을 뿐 걷는다는 것은 우리 삶에서 큰 의미를 차지한다. 그뿐 아니다. 걸음걸이는 그 어떤 의학적 검사보다 더 명확하게 현재와 미래의 건강 상태를 알려주는 훌륭한 척도가 된다.

걸음 속도가 보내는 신호에 귀를 기울여라

우리 몸에는 6가지 생체신호Six Vital Signs가 있다. 첫 번째 체온, 두 번째 혈압, 세 번째 심박수, 네 번째 호흡, 다섯 번째 통증이다. 대개 이 5가지만을 의학적 바이털사인이라고 해왔다. 그러다 최근에 들어와 여섯 번째 생체신호로 '걸음 속도'가 포함됐다. 6가지 생체신호 중 여기서 주목해 다룰 것은 바로 걸음 속도다.

걸음 속도가 뒤늦게 생체신호에 포함된 이유는 무엇일까? 그것은 걸음걸이가 '거의 완벽한 생체신호의 척도'이기 때문이다. 왜냐하면 걷기는 굉장히 복잡한 신체활동이므로 많은 변수들이 걸음 속도에 기여하거나 영향을 준다. 걸음 속도는 신체의 운동능력이나 균형 감각 그리고 뇌의 인지기능, 낙상 등과 관련이 있다. 그뿐 아니다. 걸음 속도를 분석함으로써 운동능력 저하 상태를 살펴볼 수 있고, 미래의 건강 상태 즉 건강수명을 예측할 수 있다.

걸음 속도에는 개인의 건강 상태, 운동 제어능력, 근력 및 근골격계 상태, 감각 및 지각 기능, 지구력과 습관적 활동 수준, 인지 상태, 동기부여와 정신건강뿐만 아니라 걷는 환경의 특성도 포함된다. 입원 및 재활치료 환자를 살펴본 결과, 수술 전후나 재활 전

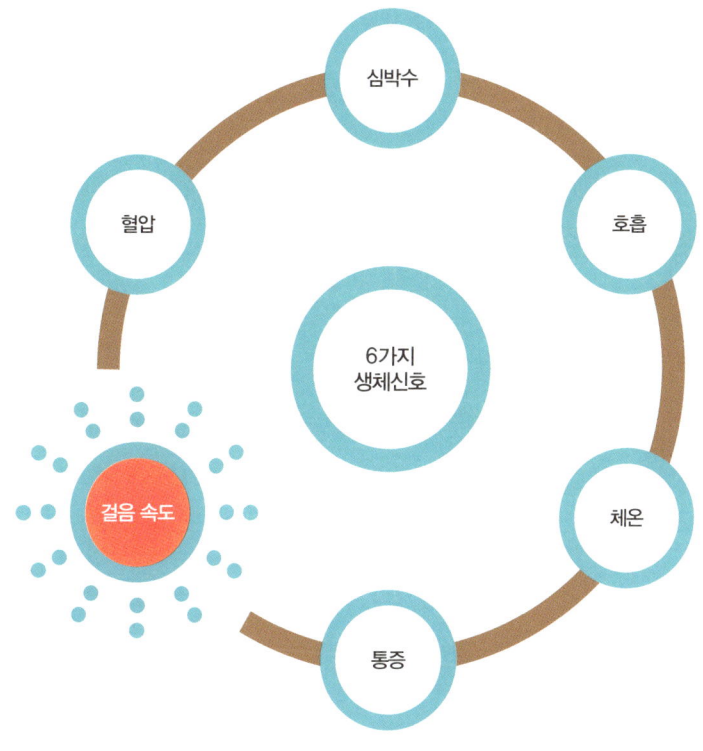

표 1-1 6가지 생체신호

후로 걸음 속도가 달라지는 것을 발견한 것이 그 대표적 예다.

걸음걸이나 걸음 속도를 분석하는 것만으로도 건강과 관련해 많은 것을 파악할 수 있음을 대부분의 사람들이 잘 알지 못하고 있다. 걸음 속도는 기능적·생리적 변화 모두를 반영하며, 재활 가능성을 결정하는 판단 요소 중 하나다. 또한 병원 입퇴원 결정, 낙상 예측 등을 하는 데 아주 중요한 인자다. 걸음걸이만으로도 미래의 건강 상태, 사망률을 포함한 운동능력 저하와 치매까지 예측할 수 있다니 놀랍지 않은가.

치매는 대개 10년~15년의 잠복기를 갖는데 대부분 치매 검사와 진단을 65세 전후로 받는다. 65세에 발병했다면 치매는 이미 50세부터 시작됐다는 뜻이다. 만일 50세 때 치매를 예측할 수 있다면, 15년 당겨서 치료를 할 수 있다. 앞서 말했듯 치매 초기 3~5년은 무증상 상태로 병이 진행되고, 현재 현대 의학의 기술로는 무증상 기간 동안 치매를 예측할 수 있는 방법이 없다. 진단의학으로 치매를 초기에 진단해 병명을 확정하지 못했기에, 병을 키우는 일이 많았다.

그러나 방법이 전혀 없는 것은 아니다. 무증상기에 나타나는 변화가 있는데, 바로 걸음걸이다. 먼저 걸음 속도가 느려지고, 발의 각도가 한쪽 방향으로 치우치며, 보폭이 좁아진다. 더불어 팔을 흔드는 각도 및 속도가 달라진다.

걸음 속도는 연령, 성별, 인체 측정법에 따라 조금씩 다르지만, 일반적으로 건강한 정상인의 걸음 속도 범위는 1.2~1.4m/sec다. 즉 1초에 평균적으로 1.2미터에서 1.4미터를 걷는다. 반면 치매 환자나 경도인지장애MCI, Mild Cognitive Impairment를 가진 사람들의 걸음 속도를 검사해보니 일반인들보다 속도가 느렸다. 통계를 내보니 0.6~0.8m/sec 속도로 걷는 사람들 대부분이 경도인지장애였고, 걸음의 속도가 0.4m/sec 이하로 떨어지기 시작하면 낙상할 확률이 높아졌다. 다른 육체적 질환 없이 1초에 평균 40센티미터 미만으로 걷는다면 치매에 걸렸음을 의심해봐야 한다는 뜻이다.

길을 안전하게 건너기 위해
적당한 속도는?

이처럼 치매를 앓거나 경도인지장애를 가진 이들의 경우 걸음 속도는 초당 1미터 미만이었다. 이런 연구결과 통계를 토대로 걸음 속도의 임상적 국제 기준이 1.0m/sec가 된 것이다.

그간 많은 연구들이 의학적·생리적 변화에만 집중돼왔으나 이제 우리는 걸음 속도에 집중하고 있다. 걸음 속도만으로도 현대인의 가장 무서운 적인 치매를 조기에 예측하고 예방할 수 있다면

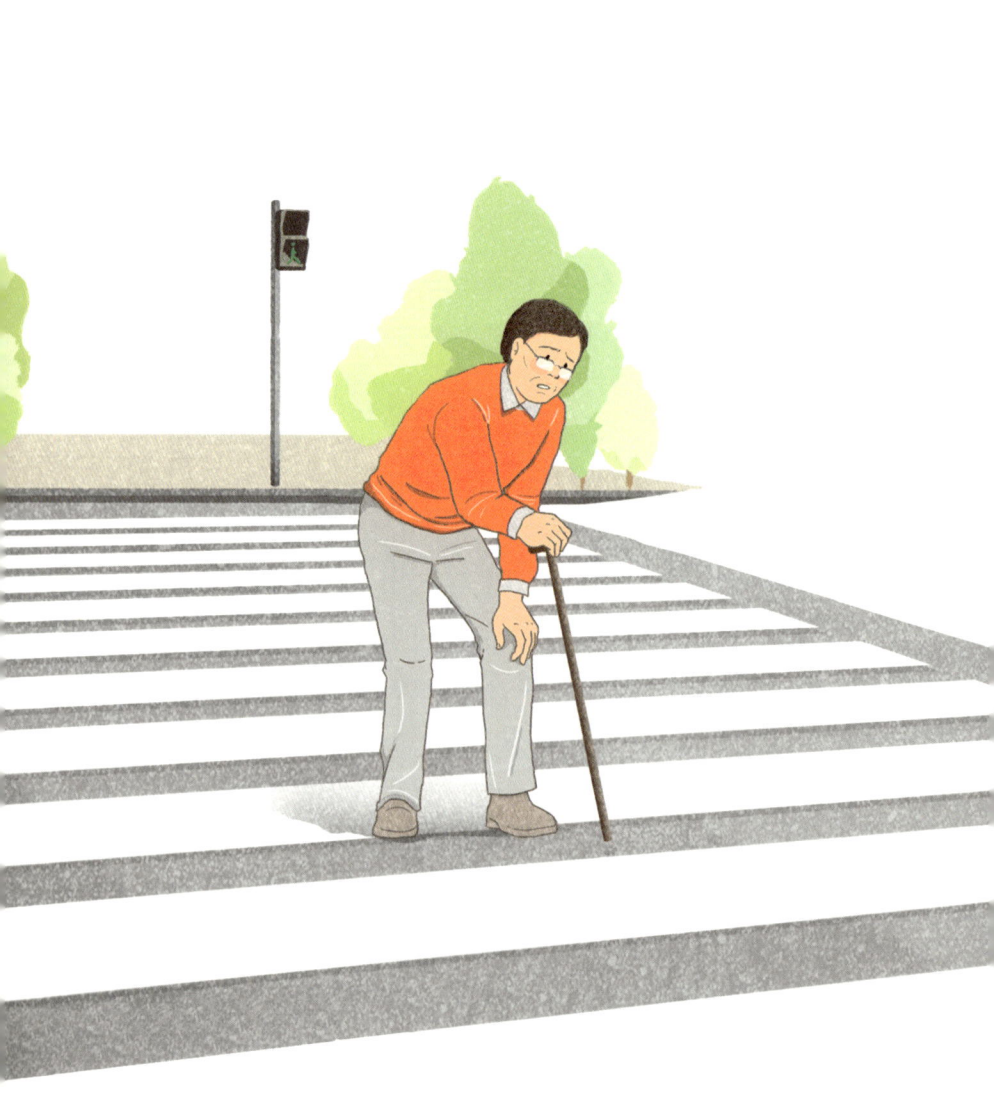

이보다 좋을 순 없지 않은가.

걷는 행위 또는 이동성은 인간이 수행하는 대부분의 작업에 필요하다. 걸음 속도는 나이가 들어감에 따라 변하고 걸음 속도가 느려지면 다른 기능에서 문제가 발생했음을 추측하는 지표로 쓸 수 있다.

횡단보도를 안전하게 건너기 위해 필요한 최소한의 평균 속도는 1.0m/sec다. 이 속도로 걸을 수 있다면 안전하게 횡단보도를 건널 수 있다. 만일 초당 1미터를 걸을 수 없다면 횡단보도에서 안전하게 보행할 수 없으며, 신체의 외형적 문제와 뇌의 건강 또한 장담할 수 없다. 또 신체적으로 이상이 있는 경우를 제외하고는 5년 이내에 인지장애가 발생할 수 있다는 연구보고가 있다.

1.0m/sec로 걷지 못하는 사람들은 특히 횡단보도 신호등 앞에서 대기할 때 조바심을 내는 경향이 있다. 제시간 안에 건너지 못할까 봐 급히 걷다가 넘어지는 경우가 많다. 마음은 빨리 건너고 싶은데 몸이 안 따라주는 것이다. 그래서 걷는 속도가 느린 인지장애 노인들은 그만큼 낙상 사고와 횡단보도 사고가 많이 따른다.

교통연구원 연구에 따르면 우리나라 성인의 평균 하체 길이는 남성 74.5센티미터, 여성 69.2센티미터이며, 6세~11세 남아의 평균 하체 길이는 59.0센티미터다. 이처럼 하체의 길이는 연령, 성별, 국가별로 차이가 있기 때문에 미국 보행자들의 횡단보도 보행 속도인 1.0m/sec를 사용하는 것이 합리적인가에 대해서는 검토가 필요하다. 그럼에도 국제 표준을 기준으로 보자면 성인들은 초당 1미터를 걸을 수 있어야 다른 사람의 도움 없이 매일 하는 일상적인 활동ADL, Activities of Daily Living(식사, 배설, 목욕, 옷 갈아입기, 보행 등)이 가능하다. 그리고 횡단보도와 같은 길을 안전하게 건널 수 있다. 그래서 걸음 속도로 보는 노화의 기준은 1.0m/sec다.

그렇다면 젊은 층만큼 빠르게 걸을 수 없는 노인들이 횡단보도를 안전하게 건너기 위해 적절한 걸음 속도는 얼마일까? 최소한 0.8m/sec 이상의 속도로 걸을 수 있어야 한다. 인지장애가 시작되면 걸음속도가 0.8m/sec 이하로 저하된다. 그리고 걸음의 속도가 0.6m/sec 이하로 저하되면 경도인지장애를 너머 치매로 치닫고, 0.3m/sec 이하가 되면 매우 심각한 상황에 이른다. 이처럼 걸음의 속도는 우리에게 아주 많은 정보를 주고, 스스로 건강을 체크하고 지킬 수 있도록 돕는다.

노인들의 걸음 속도를 파악해본 결과, 지역 사회 활동을 위한 일반적인 걸음 속도는 80세까지 1.2~1.4m/sec, 90세 이상은 0.8~1.0m/sec였다. 연령대뿐 아니라 성별로도 걸음 속도는 달랐는데, [표 1-2]에 자세히 나와 있다. 이는 여성과 남성이 각기 다른 연령대별로 걷는 일반적인 걸음 속도를 나타낸 표다.

걸음 속도는 전반적인 건강 상태를 나타내는 지표임을 앞서 살펴봤다. 걸음 속도를 꾸준히 향상시키는 것만으로도 뇌 손상을 지연시켜 치매 예방이 되고, 평균 수명이 9.5년이나 늘어난다고 한다. 걷기는 몸 전체의 에너지와 균형을 조절해주고, 심폐 기능과 신경계 기능을 높이는 데 영향을 준다. 그러므로 걸음 속도를 향상시키는 것은 신체 구조의 강도를 향상시키는 것이며 나아가 건강하고 행복한 삶을 위한 아주 기본적인 토대다.

성별	연령대	평균 자체 선택 걸음 속도 (m/sec)	평균값이 떨어질 수 있는 범위 (m/sec)
여자	40~49	1.39	1.34~1.41
	50~59	1.31	1.22~1.41
	60~69	1.24	1.18~1.30
	70~79	1.13	1.07~1.19
	80~99	0.94	0.85~1.03
남자	40~49	1.43	1.35~1.51
	50~59	1.43	1.38~1.49
	60~69	1.34	1.26~1.41
	70~79	1.26	1.21~1.32
	80~99	0.97	0.83~1.10

표 1-2 남성과 여성의 연령대별 걷는 속도

※ 자료 출처 : Walking speed, part 1: How fast should I walk to cross the road safely? Fast facts about walking speed. Jul 21, 2014–McMaster University

Chapter 02

걸음 속도로
치매를 예측한다

걸음 속도와 인지기능의 관계에 대한 학계의 연구는 활발히 진행 중인데, 그중 핵심적인 연구 몇 가지를 소개하면 다음과 같다.

걸음 속도와
치매에 대한 연구들

▶▶ 연구 1

2014년 7월 16일, 미국 〈신경학회 의학 저널Journal of Neurology〉은

예시바 알베르트 아인슈타인 의과대학의 연구팀이 느린 걸음 속도로 치매를 예측할 수 있다고 발표했다.

5개 대륙에서 27,000명의 고령자를 대상으로 실시한 연구에 따르면, 그중 약 10퍼센트 정도의 사람들이 걷는 속도와 인지기능 저하의 상관관계를 측정하는 간단한 테스트에서 치매로 나타났다고 한다. 조사결과 느리게 걷는 노인의 경우 인지 검사에서 비정상으로 나타나는 확률이 높았다. 버기즈^{Verghese} 박사는 1초당 1미터를 못 걸으면 경도인지장애, 1초당 0.6미터 미만으로 걸으면 예비치매^{Pre-Dementia} 혹은 비정상이라고 했다. 예비치매에 양성 반응을 보인 사람들은 다른 사람들보다 12년 이내에 치매에 걸릴 확률이 2배 높았다.

▶▶ 연구 2

최근 노인의학 분야 국제 학술지인 〈임상노화연구^{Clinical Interventions in Aging}〉 최신호에 발표된 내용이다. 서울 아산병원 노년내과 팀(이은주 교수, 장일영 전임의)과 KAIST 연구팀은 강원도 평창군 보건의료원과 함께 평창군에 사는 65세 이상 1,348명(남자 602명, 여자 746명)의 건강 상태를 2014년부터 2017년까지 관찰했다.

이를 통해 느려진 걸음걸이가 노인 건강의 위험 신호라는 연구 결과가 나왔다. 보통 근육 감소증이나 노화를 평가할 때 전체 노인의 걸음 속도를 기준으로 하위 4분의 1을 걸음 속도가 떨어진 집단으로 보는데, 노인들의 느린 걸음 속도의 국제 기준은 0.8m/sec(성인은 1.0m/sec)이다.

하지만 이런 국제 기준과 달리 평창군 남자 노인들의 하위 4분의 1의 걸음 속도는 0.663m/sec였고, 여자 노인들의 경우에는 0.545m/sec였다. 걸음 속도는 횡단보도를 건너는 속도로 측정했다. 외국 노인들이 1분에 약 48미터를 이동할 때 우리나라 남자 노인은 40미터, 여자 노인은 32미터를 이동했다. 이는 우리나라 노인들의 걸음 속도가 외국인에 비해 많게는 3분의 1정도 느리다는 것을 의미한다.

▶▶ 연구 3

느려진 걸음 속도가 알츠하이머를 예측하는 지표라는 연구결과가 있다. 알츠하이머의 전형적인 뇌 변화는 걷기 능력에 미묘한 장애를 일으킬 수 있음을 밝힌 연구다. 이 연구를 통해 걸음 속도가 느려지고 기억력에 문제가 생길 경우, 알츠하이머병을 앓을 위험이 높다는 것을 발견했다.

프랑스 툴루즈 대학의 연구팀은 "사람들이 치매의 임상적 증상을 보이기 전에도 기억력 문제 외에 미묘한 보행장애Gait Disorder가 있으면 알츠하이머에 걸릴 가능성이 있다"고 말했다. 이러한 연구결과는 걸음 속도로 예비치매를 예측할 수 있으며, 걸음걸이에 생긴 장애가 알츠하이머와 관련이 있다는 연구결과를 뒷받침한다.

연구원들은 걷는 속도를 테스트했는데, 가장 느린 속도로 걷는 사람의 뇌에 베타 아밀로이드Amyloid-β가 가장 많이 축적되는 경향이 있음을 발견했다. 걸음 속도가 뇌의 베타 아밀로이드 증강과 밀접한 상관관계가 있다는 것까지는 밝혔으나, 베타 아밀로이드 플라크가 걷는 속도를 감소시킨다는 것을 증명하지는 못했다.

물론 건강상의 문제는 심장 질환, 관절염 및 기타 질병을 포함해 걸을 수 있는 능력을 저하시킬 수 있다. 그럼에도 연구결과는 베타 아밀로이드 플라크로 인한 뇌 손상이 걷기에 문제를 일으킬 수 있음을 보여준다. (자료 출처 : Natalia del Campo, PhD, Pierre Payoux, MD, PhD, Adel Djilali, PhD, 외 "관상 동맥 베타-아밀로이드와 가이트 스피드의 관계" 신경학 Vol. 86, pp 1-8, 2015년 12월 2일)

▶▶ 연구 4

캐나다에서 걸음걸이 분석으로 고령자의 치매를 예측하는 연구가 이루어졌다. 경미한 인지장애가 있는 사람들에게 컴퓨터에 연결된 특수 설계 매트 위를 걷게 하여, 치매 진행과 뇌의 변화가 관련이 있는지를 예측하는 연구를 실시했다. 연구결과 걸음걸이 이상은 경도인지장애 환자에게서 발작 기억과 인지기능 장애의 운동신호를 나타내는 기능장애로 더욱 두드러지게 나타났다. 결국 걸음걸이 변화가 인지능력 감소의 효과적인 예측 인자가 될 수 있으며 치매의 조기 진단에 도움이 됨을 증명한 것이다.

예비치매를 조기에 발견하는 방법을 찾는 것은 매우 중요하다. 상태가 심각해지기 전에 알츠하이머를 비롯해 여러 치매를 미리 진단할 수 있다면 치료보다 예방에 힘을 씀으로써 치매 발병률을 낮추거나 줄일 수 있다.

나이 들면
느리게 걷는 게 당연하다?

혹시 연세 드신 부모님의 치매가 걱정된다면 다른 무엇보다 평상시의 걸음걸이를 유심히 관찰해볼 필요가 있다. 걸음 속도가 느려지거나 불안정하다면 인지기능 저하와 치매 여부를 의심해볼 수 있기 때문이다.

앞서 살펴봤듯이 걸음걸이는 건강 상태에 대해 많은 것들을 파악하게 돕는다. 무엇보다 치매의 조기 예측에 활용될 수 있다는 점에서 아주 중요한 생체신호다. 치매 환자의 경우 보폭이 줄고

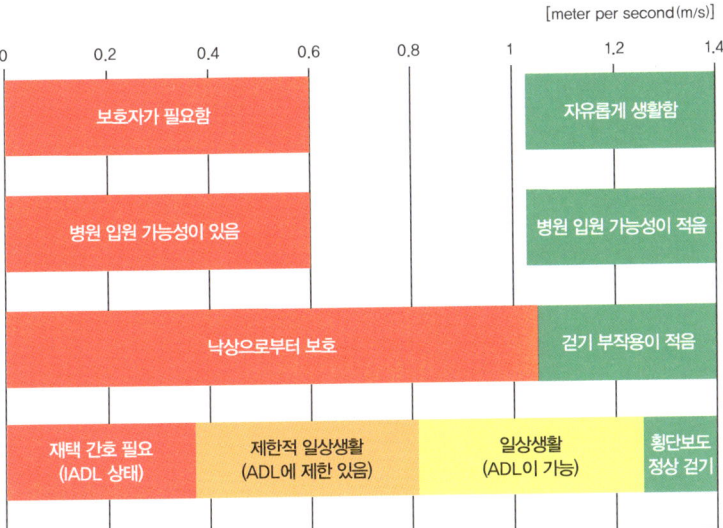

[meter per second (m/s)]

0	0.2	0.4	0.6	0.8	1	1.2	1.4

보호자가 필요함 · · · · · 자유롭게 생활함

병원 입원 가능성이 있음 · · · · · 병원 입원 가능성이 적음

낙상으로부터 보호 · · · · · 걷기 부작용이 적음

재택 간호 필요 (IADL 상태) · 제한적 일상생활 (ADL에 제한 있음) · 일상생활 (ADL이 가능) · 횡단보도 정상 걷기

* ADL(Activities of Daily Living) : 식사, 배설, 목욕, 칫솔질, 빗질, 옷 갈아입기, 의사소통, 보행 등 일상생활 수행능력
* IADL(Instrumental Activities of Daily Living) : 일상생활에 재택 간호 등의 도움을 받아야만 하는 수준 수행능력

표 1-3 걸음 속도

※ 자료 출처 : Journal of Geriatric Physical Therapy : 2009. v 32. White paper : "walking speed : the Sixth Vital Sign"

걸음 속도가 느려지기 때문에 이를 빅 데이터와 연계해 파악하면, 조기에 검진을 받도록 알려줄 수 있다. 걸음 속도와 보폭을 측정해 데이터화할 수만 있다면 얼마든지 다양하게 활용 가능하다.

미국 보스턴 메디컬 센터 연구팀은 평균 연령 62세의 노인 2,400여 명을 대상으로 걸음 속도, 악력, 두뇌 상태 사이의 상관관계를 관찰했다. 11년간 추적 관찰했더니, 걸음 속도를 측정했던 당시 느리게 걸었던 사람들이 빠르게 걸었던 사람들에 비해 치매 발병률이 높은 것으로 나타났다. 즉 나이가 들어도 건강한 사람은 느리게 걷지 않는다는 걸 알 수 있다.

걸음걸이는 운동과 지각신경의 조화, 목표를 실행하는 능력 등 복합적인 뇌 활동을 기반으로 하기 때문에 이런 결과가 나온 것이다. 뇌에 질환이 생기거나 경도인지장애, 치매가 발병하면 걸음 속도가 느려진다는 연구결과가 국내외 여러 연구 기관에서 속속 발표되고 있다.

스위스 바젤 대학 병원 운동센터는 경도인지장애 노인이 건강한 노인보다 걸음 속도가 느리다고 했고, 미국 메이오 클리닉 노화연구소에서 수행한 연구에서도 걸음 속도가 느려지고 보폭이 좁아지는 것이 기억력 등 인지기능 저하와 연관이 있다고 결론 내렸다.

남자 나이	빠른 속도 (m/sec)	느린 속도 (m/sec)	평균 속도 (m/sec)
0–10	2.44	0.72	1.40
11–20	1.90	0.91	1.49
21–30	2.02	1.03	1.55
31–40	1.88	1.29	1.52
41–50	1.88	1.18	1.51
51–64	1.85	1.22	1.51
65+	1.36	0.59	0.81

여자 나이	빠른 속도 (m/sec)	느린 속도 (m/sec)	평균 속도 (m/sec)
0–10	2.38	1.25	1.51
11–20	2.22	0.91	1.48
21–30	1.95	0.91	1.39
31–40	1.86	1.04	1.39
41–50	1.83	0.87	1.26
51–64	1.62	1.22	1.37
65+	1.16	0.46	0.96

표 1-4 횡단보행속도

보행자 특성과 상황 등	보행속도(m/sec)	연구자
54세 이하 남자	1.6	Danial J. Parrkka
55세 이상 남자	1.5	
50세 이하 여자	1.4	
51세 이상	1.3	
6~10세 아동	1.1	
청년 남/녀	1.8	
아기 업은 여성	0.7	Reimer
6~10세 아동	1.1	
51세 이상 여성	1.3	
50세 이하 여성	1.4	
55세 이상 남성	1.5	
40~50세 남성	1.6	
40세 이하 남성	1.7	
노인	1.14	竹內傳史 & 岩本廣久
장년 남/녀	1.49/1.30	
청년 남/녀	1.58/1.42	
고교생	1.58	
중학생	1.49	
초교생	1.32	
평균	1.44	
자유 보행	1.29~1.5 (평균 1.4)	竹內, 戶川, Fruin, Hoel. Moore, Navin, Nielsen, Peschel, Reimer, Schmitz, Scholz, Sleight, Weiner

표 1-5 보행신호등 최적화

※ 자료 출처 : 교통사고 조사 매뉴얼Traffic Accident Investigation Manual, 도로교통안전관리공단, 2000.

Chapter 03

걸음걸이로 알아보는
건강수명

골목길에서 마주치는 노인들 중 아주 느리게 걷거나 짧은 보폭으로 종종 걸음을 걷는 경우, 혹은 허리가 굽은 채 앞으로 넘어질 듯 걷는 경우를 보았을 것이다. 막연히 노화 때문이려니 하고 넘겼을 테지만 이들 중 상당수는 치매로 인해 이런 증상을 보인 것이다.

걷는 행위는 우리 몸의 에너지 및 운동 조절, 심장이나 폐, 혈류, 신경이나 근육을 포함하는 여러 장기와 근골격계의 복합적인 건강 상태가 뒷받침되어야 가능한 행위다. 따라서 걸음 속도가 느리다는 것은 이러한 기능이 손상됐거나 걸음에 사용되는 에너지 효율이 낮다는 의미로 해석할 수 있다.

걸음 속도와 수명은
어떤 관계인가

우리 속담 중에 '십 리도 못가서 발병난다'는 말처럼 건강에 이상이 있는 사람들은 안정적인 속도로 오래 걷지 못한다. 앞서 확인했듯이 1시간에 평균 4킬로미터(1초당 약 1.11미터)를 걸을 수 있어야 하는데 근육의 문제, 노화와 노쇠의 문제가 따라오면 이 속도를 유지할 수 없다.

노화가 와도 걸음 속도가 떨어지지만, 인지능력이 떨어져도 가장 첫 번째로 나타나는 증상이 걸음 속도가 느려지는 것이다. 만일 노쇠 현상까지 겹치면 걸음 속도는 더 느려지게 된다. 나이 들어가면서 인지능력이나 신체의 기능이 저하되어 건강에 이상이 오고 몸이 아프기 시작하면 걸음 속도는 느려질 수밖에 없다.

피츠버그 대학의 연구자들은 최근에 65세 이상의 사람 3만 5,000명의 데이터를 수집해 1초당 걸음 속도가 0.1미터 증가하면 사망 위험이 12퍼센트 감소하는 것을 발견했다. 예를 들어 75~84세의 여성 중 가장 빠르게 걷는 보행자의 92퍼센트(1.4m/sec 이상)는 다른 이들에 비해 10년을 더 살았다. 반면 가장 느리게 걷는 보행자(0.4m/sec 또는 그보다 느린 속도)의 경우 10년 후 35퍼센트만이 생존했다.

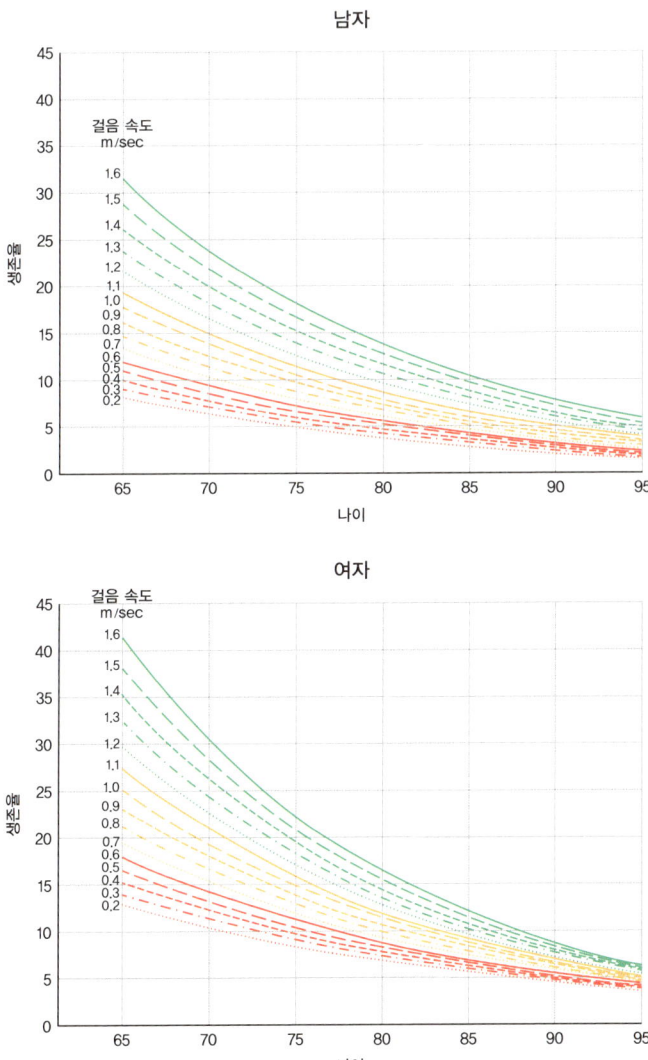

표 1-6 걸음 속도와 기대수명

※ 자료 출처 : JAMA 2011 Jan 5;305(1)50-8 Gait Speed and Survival in Older Adults.

65세의 남성이 1.6m/sec 속도로 걸을 수 있다면 95세까지 건강하게 살 수 있지만, 0.8m/sec 이하 속도로 걷는다면 수명이 15년 정도 줄어든다. 여성의 경우 약간의 차이가 있으나 크게 다르지 않다. 65세의 여성이 1.6m/sec 속도로 걸을 수 있다면 이후 30~40년 이상을 더 살아 90세 이상 100세까지 건강하게 살 수 있다. 그러나 0.8m/sec 이하의 속도로 걷는다면 수명이 20년 정도 줄어들어 85세까지만 살게 된다.

즉, 정상 속도로 걷는 65세가 30~40년을 더 사는 반면 그렇지 못한 경우(걸음 속도 0.8m/sec 이하) 남은 수명이 그 절반으로 줄어든다. 물론, 이것은 다른 변수들을 제외하고 걸음의 속도로만 예측한 이론적 계산이기에 실제는 조금 다를 수 있다. 하지만 걸음의 속도가 느려질 경우 질병으로 연결된다는 것만은 분명하다.

그래서 기본적으로 어떻게든 올바른 자세로 걸어야 한다. 그다음은 연령대별 평균 속도로 걸어야 한다. 성인은 1시간에 최소한 4킬로미터 이상을 걸을 수 있어야 한다. 즉 1초당 평균 1.36미터 (1.36m/sec=4.8km/h)로 걸을 수 있어야 인지능력이 향상된다.

이 속도 이상으로 걸음을 유지할 수 있는 능력이 돼야 심신의 건강과 뇌의 기억력을 지킬 수 있다. 1시간에 4킬로미터 이상을 걸어갈 수 있는 종아리, 허벅지, 엉덩이 근육과 뇌의 인지능력은 기본적인 건강을 유지하는 데 필수 요소다. 만일 이것들이 기준

이하이거나 불균형을 이루면 당연히 치매에 걸릴 확률도 그만큼 높아진다고 봐야 한다.

그럼 이 속도로 걸을 능력은 되지만 일부러 평생 동안 느리게 걸었다면 어떨까? 걸음 속도와 치매의 상관관계를 연구한 여러 자료들에 의하면 너무 오랜 기간 느리게 걷는 사람의 경우, 그렇지 않은 사람보다 치매에 걸릴 확률이 높다고 한다. 느리게 걸었던 사람들은 대체로 종아리나 허벅지 등의 근육이 약화돼 있고, 그 영향으로 뇌의 기능도 감소했기 때문이다.

다시 요약하자면, 몸이나 뇌에 이상이 있으면 대체로 걷는 속도가 느려진다. 일부러 평생 나쁜 자세로 걷거나 느리게 걸어도 치매에 걸릴 확률이 높아진다. 그리고 수명 역시 10년가량 줄어든다고 볼 수 있다.

몸에 병이 찾아오면 걸음걸이부터 달라진다

걸음걸이는 현재의 건강 상태를 나타내는 훌륭한 지표다. 배가 아프거나 전날 과음을 했다면 걸음 속도와 형태, 발의 각도가 달라지게 된다. 노인들의 경우 걸을 때 보폭이 좁고 양발 간격은 넓으

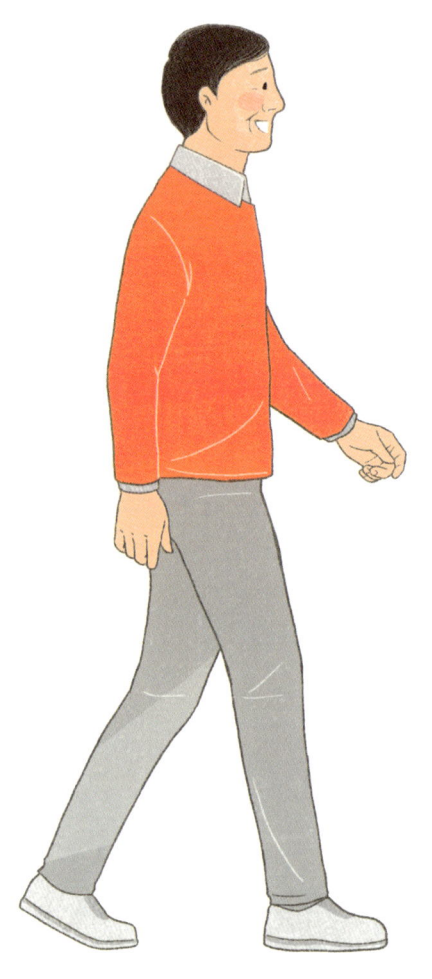

걸음걸이로 파악하는 건강 상태

며, 팔을 거의 흔들지 않는다. 자세가 구부정해지고, 골반과 무릎이 굽혀진 자세, 걷다가 방향을 바꿀 때의 뻣뻣함도 나타난다. 드물게 발생하는 보행 시작 단계에서 첫 발을 떼기 어려운 증상, 앞쪽으로 넘어지려는 경향도 보인다. 이러한 변화는 단순한 노화에서 오기도 하지만 그보다는 다른 질병이 원인인 경우가 훨씬 더 많다.

하지만 정상 노인의 걸음걸이에 대한 학계의 정의가 아직은 명확하지 않아 노인의 걸음걸이 변화가 정상적 노화에 따른 것인지 질병에 의한 것인지를 구분하기가 쉽지 않다.

순천향대학교 부천병원 신경과 박정호 교수는 노인들의 경우 비정상적인 보행을 하는 경우가 많지만, 그 구별이 생각처럼 쉽지 않다고 말한다. 단순한 관찰만으로도 쉽게 구별될 것 같지만, 실제로는 노인 정상 보행의 명확한 의학적 기준이나 협의된 정의가 없어 비정상 보행을 식별하는 데 다소 어려움이 있다는 것이다.

노인 보행장애의 유병률은 아직 정확히 알려져 있지 않지만 우리나라의 경우 60세 이후 15퍼센트 이상, 80세 이후 30퍼센트 정도에 이르는 것으로 추정된다. 이 수치만으로도 건강한 노년을 위해 정상적인 보행 즉, 정상적인 걸음걸이가 얼마나 중요한지 알 수 있다.

인간의 보행, 즉 걸음걸이는 여러 요인들이 복잡한 영향을 주고

받으며 이뤄진다는 걸 이미 살펴봤다. 걷는 행위는 똑바로 선 상태에서 양발의 발딛기Stance Phase와 흔들기Swing Phase가 서로 교대로 진행되며, 몸을 앞쪽으로 이동시키는 일련의 율동적이며 주기적인 반복 동작이다.

80대 노인의 정상 걸음 속도는 1.0~1.2 m/sec 정도다. 이는 건강한 20대에 비해 10~20퍼센트 정도 감소된 속도다. 이처럼 20대와 비교하면 확연히 다른데, 걸을 때 보폭이 좁아져 있고 양발을 동시에 딛는 횟수는 경미하게 늘어나 있다. 특히 걸음 속도의 경우 60세까지는 1퍼센트 미만으로 감소가 매우 경미하지만, 이후 80세까지는 속도가 매년 1~2퍼센트씩 감소한다.

걸음 속도와 보폭의 감소가 이 기준을 벗어날 정도로 매우 심한 상태, 그리고 평형기능이 함께 손상되어 있는 경우라면 단순한 노화에서 오는 현상이라고만 볼 수 없다. 오히려 질병에 의한 걸음걸이 변화일 가능성이 더 크다. 이처럼 걸음걸이는 건강 상태를 확인할 수 있는 매우 단순하고 훌륭한 지표다. 세심하게 주의를 기울여 살펴보기만 한다면 말이다.

▶▶ 자꾸 왼쪽으로 걷는다면?

우리는 걸을 때 몸이 앞을 향해 똑바로 나아갈 거라 생각하지만 그렇지 않은 사람도 있다. 특히 자꾸 왼쪽으로 치우쳐서 걷는 사람들이 있는데 걱정이 많은 사람들이 그런 편이다. 걱정과 불안이 호르몬과 뇌에 영향을 미쳐 걸음걸이까지 달라지게 하기 때문이다.

국제 학술지 〈인지 저널Journal Cognition〉에 실린 영국 켄트 대학교 연구진의 실험에서 이 사실이 밝혀졌다. 눈을 가리고 걷게 한 실험에서, 걱정이 많고 스트레스 지수가 높은 사람들 대다수가 원래 목적지에서 멀어져 왼쪽 방향으로 걸었다. 이는 우뇌 활동과 연관이 있다. 우뇌는 걱정, 불안, 긴장 등 기분과 감성을 관장한다. 이로 인해 걱정이 많은 사람들의 몸은 우뇌의 반대쪽인 왼쪽으로 더 움직인 것이다.

이처럼 걸음걸이는 단지 발이나 다리만의 움직임이 아닌 발끝부터 머리까지 전신이 함께 작용해 일어나는 행위다. 심지어는 성격이나 성향, 심리 상태까지도 걸음걸이를 달라지게 한다.

Chapter 04

치매 환자들의
걸음걸이는 다르다?

'치매癡呆, Dementia'라는 말은 '정신이 없어진다'라는 라틴어에서 유래했다. 정상적인 생활을 하던 사람의 뇌기능이나 인지능력에 이상이 생기는 질환이다. 치매를 앓는 이들은 상황 판단력, 기억력, 장소 기억력, 추상적 사고능력, 인지기능 등에 문제가 생기므로 가장 먼저 걸음걸이에 이상이 나타나기 시작한다.

치매 환자들은 걸음걸이가 느리고 걸을 때 팔을 잘 흔들지 않는 편이다. 걸음 속도가 느려지는 것보다 팔 흔드는 동작이 달라지는 현상이 먼저 나타난다는 연구보고도 있다. 또 다른 형태의 미세한 변화들이 치매에 앞서 걸음걸이 패턴에서 나타난다. 본격적인 치매가 발병하기 전에 이를 예측할 수 있다면 치매 발병을 늦추는 것이 가능하다. 그렇다면 치매 환자들, 혹은 치매 발병이 예상되는 이들의 걸음걸이는 어떻게 다를까? 치매는 걸음걸이와 밀접한 관련이 있고, 치매 종류에 따라 걸음걸이도 달라진다.

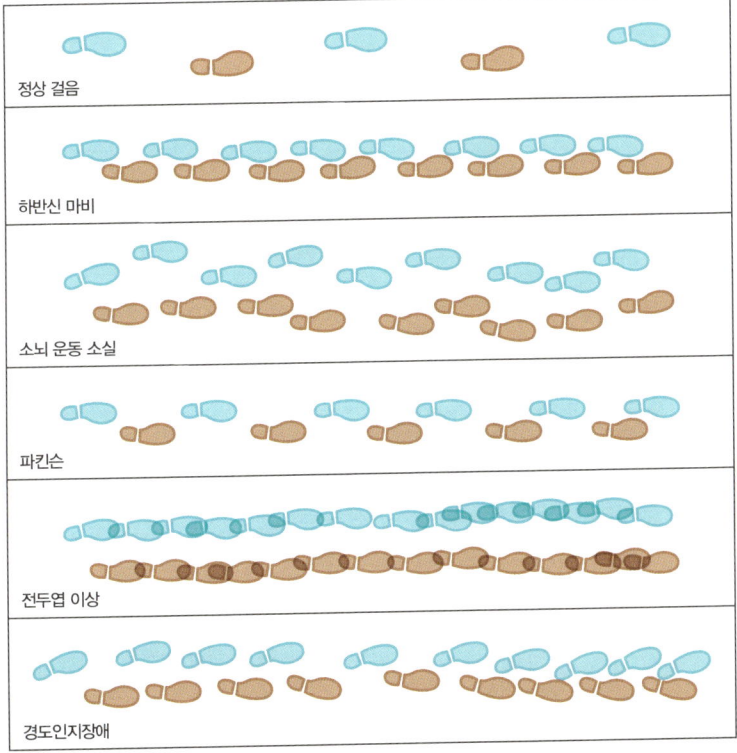

표 1-7 질환별 걸음걸이

※ 자료 출처 : Lost That Skip In Your Step? Gait is Linked to Cognitive Decline and Alzheimer's, posted on 16 Jul 2012, MC University Medical Center of Rotterdam.

알츠하이머성 치매 환자는
매우 느리게 걷는다

알츠하이머는 퇴행성 뇌 질환으로 치매를 일으키는 가장 큰 요인이기도 하다. 서서히 발병해서 점차 진행되며 초반에는 초조함, 우울증 등의 증상을 보이고 성격이 달라지기도 한다. 이 병은 유전적 요인이 상당 부분 작용한다. 병 말기에 이르면 걸음걸이에 이상이 생기기도 한다.

알츠하이머성 치매는 초기에 치료할수록 효과적이기 때문에 조기 발견이 중요하다. 발병한 초기 상태라도 걸음걸이를 보면 알 수 있다는 연구결과가 스위스, 미국, 일본 등에서 공통으로 나왔다. '인지기능이 저하될수록 걸음걸이가 느려진다'는 사실이었는데, 이는 알츠하이머성 치매 환자에게서 두드러진다.

알츠하이머성 치매는 전체 치매 환자의 약 70퍼센트를 차지한다. 독성 단백질인 베타 아밀로이드가 신경세포를 손상시켜 기억력을 비롯한 인지기능을 떨어뜨리고 치매를 유발한다. 그로 인해 균형 잡기가 어려워지고 자주 넘어진다. 알츠하이머성 치매 환자들은, 걸음은 비교적 잘 걷는 편이지만 걷는 속도가 매우 느리다.

만일 부모님이나 주변 사람 혹은 본인의 걸음 속도가 예전과 다르게 확연히 느려졌다거나 균형 잡기가 어려워 자주 넘어진다면 알츠하이머성 치매를 염두에 두고 검사를 받아보는 게 좋다.

파킨슨병 치매 환자는
종종 걸음으로 걷는다

파킨슨병 치매 환자들은 초기에 손이나 팔에서 떨림이 나타나고 관절의 움직임이 어색해지는 경우가 많다. 그래서 글씨를 제대로 쓰기 어렵고 단추를 채우거나 젓가락질을 하는 등의 세심한 손동작을 버거워한다. 우리나라는 65세 이상의 인구 중 약 1퍼센트 정도가 파킨슨병을 앓고 있으며 그 수가 점점 증가하는 추세다.

파킨슨병 치매 환자들은 상체와 하체의 움직임이 같이 느려져서 하체뿐 아니라 손의 움직임도 느리고 움직임의 범위가 작아진다. 이는 근육이 점점 굳어가서 손과 발을 제어하기 힘들기 때문에 생기는 현상이다. 당연히 걸음걸이에도 이상이 나타난다.

대개 허리가 앞으로 굽어 구부정해지는데, 이런 자세 때문에 몸이 앞쪽으로 쏠려 보폭이 좁아진다. 그래서 발을 땅에 끌면서 종종 걸음으로 걷게 된다. 특히 걸을 때 한쪽 팔만 흔든다든지, 방향을 바꾸거나 돌 때 한쪽 다리가 땅에 붙은 것처럼 찔끔찔끔 돌다가 중심을 잃고 넘어지는 일이 자주 있다.

혈관성 치매 환자는
다리를 끌면서 걷는다

혈관성 치매는 뇌혈관 질환에 의해 뇌 조직이 손상을 입어서 생기는 치매다. 알츠하이머나 파킨슨병과 달리 젊은 층에서도 발생할 확률이 높다. 혈관성 치매 환자들은 기억력 감퇴, 언어능력 저하, 편측 운동마비, 보행장애 등 여러 가지 이상 증상이 나타난다. 환자 중 20퍼센트 정도는 소리를 지른다거나 공격적인 이상 행동을 보이기도 한다. 혈관성 치매 환자들은 마비는 없지만 첫 걸음을 떼기 어려워하는 편이고, 다리를 질질 끌면서 걷는다. 심한 경우에는 주춤주춤 걷다가 넘어지기도 한다. 상체나 손의 움직임은 정상이고 하체만 느려지는 특징이 있다.

이처럼 치매의 종류에 따라 걸음걸이가 달라지므로, 걷는 모습이나 속도만으로도 어떤 치매를 앓고 있는지 대략 짐작할 수 있다. 치매로 인해 걸음걸이가 변형되면 몸의 중심이나 균형을 잡기 어려워 낙상하는 일이 자주 발생한다. 낙상으로 뼈나 근육, 관절 등을 다쳐 제2의 질병으로 이어질 수 있어 위험하다. 노인들의 걸음걸이 패턴 변화를 미리 감지한다면, 치매 예측뿐 아니라 낙상으로 인한 2차 피해를 예방하는 데도 도움이 된다.

Chapter 05

100세 시대
건강한 삶을 위한 헬스케어

'건강하고 행복하게 오래 살고 싶다'는 것은 인류가 오래도록 품어온 소망이다. 수명이 늘면서 요즘 사람들이 가장 걱정하는 것은 무병장수, 즉 아프지 않고 건강하게 오래 사는 것이다. 아무리 장수가 인류의 꿈이라 해도 질병에 시달리며 고통 받는다면 그건 오히려 절망의 시작이다. 이런 시대적, 개인적 요구에 따라 건강 관리의 방법도 사뭇 달라지고 있다.

이전에는 아프면 무조건 병원을 찾았고 의사에게 모든 것을 맡겼다. 전문가가 알아서 잘 해주겠거니 하는 마음에서였다. 그러나 최근 인식의 변화가 생기고 있다. 건강하고 행복한 삶을 살고자

한다면 먼저 '나를 사랑하는 것'에서 시작해야 한다는 것이다. 자신을 아끼는 사람이라면 건강관리에 신경 쓰는 것은 당연하다.

무조건 전문 의료기관에 자신의 몸을 맡기던 것에서 벗어나 스스로 자기 몸을 이해하고 관리하는 흐름이 시작됐다. 이런 자기주도형 건강법은 자기 삶을 이끌어가는 현대인에게 필수적인 일이다. 또한 100세 시대 건강한 삶을 위한 헬스케어의 방법이다.

헬스케어의 패러다임 변화

삼성경제연구소에서 발표한 자료에 따르면 18세기 이후 헬스케어, 즉 건강관리에 대해서는 크게 세 차례의 변화가 있었다.

먼저 18~20세기, '공중보건의 시대'다. 당시엔 급격한 산업화와 도시화로 공중보건과 위생에 대한 필요가 급증했고, 이를 해결하는 데 주력했다. 그다음은 1차 세계대전 이후에서 2000년까지의 시기로 '질병 치료의 시대'다. 이 시기에는 과학기술이 발달하고 화학산업이 성장하면서 각종 질병의 원인을 알아내고 치료제를 대량 생산하는 것이 가능해졌다.

1928년 페니실린을 발견한 이후 질병 치료법은 폭발적으로 발전했다. 병원산업, 제약산업, 의료기기산업, 보험산업 등 현대적인 헬스케어산업이 고성장한 시기로, 질병으로 인한 사망이 줄어들고 기대수명이 늘어났다.

그리고 '건강수명의 시대'다. 2000년 이후부터 현재까지의 시기로, 질병 예방과 일상 관리를 통해 건강한 삶을 유지하는 것이 목적이다. 인간 게놈 프로젝트Human Genome Project를 계기로 개인 맞춤형 헬스케어가 시작되면서 일상 건강관리가 가능해졌다. 이 시기에는 건강수명을 대폭 연장하고 질병의 예방, 일상관리, 맞춤형 치료 등이 가능하다. 이러한 헬스케어 환경의 변화로 인해 무엇보다 중요해지는 것은 일상 건강관리며, 개개인이 스스로 자기 건강을 챙기는 문화다.

최근에는 100세 시대를 맞아 노인들의 건강, 그중에서도 치매 관리에 집중하는 추세다. 우리나라는 2065년이 되면 전체 인구의 42.5퍼센트가 65세 이상인 초고령사회가 된다. 이처럼 노인 인구의 증가와 함께 치매 인구가 증가하면서 가장 두려워하는 질병으로 치매가 1위에 올라섰을 정도다. 서울시의회 '+9.5 치매예방운동연구회'는 인간으로서의 존엄성을 위협하며 환자는 물론 가족에게도 큰 고통을 초래하는 무서운 질병인 치매를 극복하기 위한 대책 마련이 시급하다고 이야기한다. 그런 의미에서 치매는 치료보다 예측과 예방이 중요함을 강조할 수밖에 없다.

이제 건강도
자기주도가 필요하다

잦은 두통과 소화불량, 만성 피로 그리고 당뇨나 비만, 고혈압 등의 성인병으로 고생하는 사람들이 많다. 그뿐인가? 책상에 오래 앉아 일하는 직장인들 상당수가 손목, 목, 어깨, 허리 통증으로 고생하고 있다. 이들 중 상당수는 건강검진 결과 별다른 이상이 없다고도 한다. 병원에서는 이상이 없다는데 왜 내 몸은 계속 불편한 걸까?

검사에서 이상이 나오지 않았다고 해서 병이 없는 것은 아니며, 고통이나 불편이 없는 것도 아니다. 특히 이런 상태를 오래 방치하면 만성 질환으로 가기도 하는데, 이는 우리의 잘못된 생활습관이나 자세와 관련이 있다. 현대사회에 만연한 각종 만성 질환의 경우 병원을 통해서만 치료하고 예방할 수는 없다. 건강하게 살려면 먼저 스스로 생활습관이나 식사 패턴을 바로잡는 게 무엇보다 중요하다.

모든 질환에 있어 가장 최선은 치료가 아니라 예방임을 잊지 말자. 그리고 질환 예방을 위해선 일상의 생활습관이 무엇보다 중요하다. 생활습관을 바로잡아 질병을 예방하는 것이 바로 자기 주도 건강법의 시작이다.

▶▶ 우리 몸을 정화하는 식습관

스스로 자신의 건강을 책임지고 관리할 수 있으려면 먼저 식생활 관리가 중요하다. 현대인은 영양과 칼로리 과잉이 문제인데, 이는 비만과 성인병의 원인이 되기도 한다. 지금 우리에게 필요한 것은 무언가를 더 먹는 것이 아니라, 덜 먹는 것이다.

먼저 자신의 식습관과 생활습관을 파악하려면 먹는 시간과 음식을 적어보는 게 좋다. 메모한 걸 보면 건강에 좋지 않은 패턴과 요소들이 한눈에 보인다. 그럼 그것들을 빼내고 바꾸는 데서부터 시작하면 된다. 물론 개개인마다 이로운 것과 해로운 것은 조금씩 다르기에, 자연스럽게 개인 맞춤형 식습관이 설계될 수 있다.

입에 착착 달라붙는 맵고 짜고 달며 자극적인 음식과 불규칙한 식사, 늦은 시간의 폭식은 당연히 건강을 해친다. 건강은 자기 몸에 해로운 음식을 몸속에 들이지 않는 것에서 시작한다. 음식은 호르몬에 영향을 끼쳐 몸뿐 아니라 두뇌, 인지기능, 감정 상태에도 영향을 미친다. 당연히 치매 예방을 위해서는 올바른 식습관이 중요하다.

▶▶ 정신건강 지켜주는 잠습관

잠이 보약이라는 말이 있을 정도로 건강을 위해서는 숙면이 중요한데, 현대인들은 수면의 양과 질에서 상태가 좋지 않다. 한 조사에 따르면 수면이 부족한 사람들은 그렇지 않은 사람들에 비해서 무력감을 느낄 확률이 7배 더 높았고, 외로움을 느낄 확률은 5배 더 높았다.

델라웨어 대학 심리학자인 브래드 월개스트Brad Wolgast는 우울증이나 불안장애를 보이는 사람들의 80~90퍼센트가 수면장애를 겪고 있다고 말했다. 그 이유는 수면 자체가 정서적 스트레스를 줄여주는 데 아주 중요한 역할을 하기 때문이다.

중요한 것은 무조건 많이 자는 게 아니라 양질의 잠을 적당량 자는 것이다. 적은 시간을 자더라도 양질의 잠은 우리의 몸과 마음의 피로를 더 잘 풀어준다.

그렇다면 어떻게 해야 숙면을 취할 수 있을까? 카페인 줄이기, 적당히 운동하기, 자기 전 스마트폰이나 태블릿 사용하지 않기 등 여러 가지가 있다. 하지만 그중 제일 중요한 것은 낮 동안 적당한 양의 햇볕을 쬐는 것이다.

햇볕을 쬐면 행복 호르몬이라고 불리는 세로토닌Serotonin이 생성된다. 또 땅을 밟으며 걸으면 세로토닌 분비가 촉진된다. 한편 세로토닌은 수면을 도와주는 호르몬인 멜라닌Melanin의 재료가 되는데, 밤에 멜라닌이 활발히 분비되려면 낮 동안 야외 산책을 하는 것이 도움이 된다. 특히 잠을 설치거나 치매를 걱정하는 노년층들이라면 잠깐씩이라도 햇볕을 쬐며 산책하는 데 신경을 쓰자.

▶▶ 우리 몸을 아끼는 생활습관

오랜 시간 앉아 있는 습관은 건강을 매우 해친다. 2시간 이상 앉아서 일하는 사람이 그렇지 않은 사람보다 암 발생 위험이 증가한다는 보고도 있을 정도다.

앉아 있는 2시간마다 자궁내막암의 발병 위험은 10퍼센트, 대장암의 발병 위험은 8퍼센트, 폐암의 발병 위험은 6퍼센트 정도 올라간다. 미국 암 연구소는 주로 앉아서 근무하는 사무직 근로자라면 업무 틈틈이 휴식시간을 가져야 하며, 잠깐씩이라도 스트레칭을 해주라고 권한다. 다만 2~3분이라도 의자에서 일어나 스트레칭을 하는 경우와 안 하는 경우, 아주 큰 차이가 있다. 점심시간에는 가벼운 산책이나 운동을 병행해주면 더욱 좋다.

그뿐 아니다. 오랜 시간 앉아 있거나 나쁜 자세를 취하는 경우 경추, 요추 디스크로 고생하기도 한다. 노인들만 디스크나 관절 이상으로 고생할 거라 생각하지만 젊은 사람들 중에도 디스크나 관절염으로 고생하는 이들이 많다. 서 있거나 앉거나 걸을 때, 올바른 자세만 유지해도 허리를 비롯한 척추 건강이 한층 좋아진다.

요통 예방을 위해 바르게 앉는 자세, 수시로 일어서서 스트레칭을 해주는 등의 습관이 필요하다. 더불어 걷기와 수영 등 종아리, 허벅지, 엉덩이, 허리 근육을 강화하는 운동을 꾸준히 하는 것이 좋다. 특히 장소의 구애를 받지 않는 걷기를 권한다. 건강 상태나 나이에 따라 조금씩 다르지만 하루 30분, 일주일에 5회 정도 걷기를 하는 것만으로도 건강은 훨씬 좋아질 수 있다.

개인 소득에 따라
변하는 라이프 스타일과 운동

운동은 국민총생산^{GNP}과 개인 소득에 따라 운동 종류와 형태, 방법이 변화해왔다. 시대 흐름에 따라 개인 소득이 바뀌고, 소득의 향상에 맞춰 선호하는 운동 종류와 라이프 스타일도 바뀌어온 것이다. 이는 계층의 문제라기보다 소득에 따른 시대적인 흐름이라고 볼 수 있다.

시간을 조금 거슬러 올라가 생각해보자. 옛날 사람들은 먹고살기 바빠 열심히 노동만 하다가 연간 개인 소득 1,000달러 시대가돼서야 한숨 돌렸다. 그때부터 세탁기, 텔레비전, 냉장고 등 가전제품을 사기 시작했다. 덕분에 여성들이 가사 일에서 시간을 덜수 있었고, 더불어 여성들의 비만이 늘었다는 통계도 있다.

개인 소득 3,000달러 시대가 되면서 햄버거, 피자, 콜라 등 패스트푸드 외식 문화가 늘며 비만 인구도 함께 늘었다. 이 시기에는주로 축구, 농구, 배구 등 파이팅할 수 있는 운동이나 조깅처럼 무작정 뛰는 운동을 많이 했다. 생계의 걱정을 더니 여유와 의욕이 생겨 운동에 투자했던 것이다.

그러다 개인 소득 5,000달러 시대에 다다르면 남자들이 차를 욕심내기 시작하고, 운동 부족으로 인한 남자들의 대사 질환이 많아진다. 이때 하는 운동은 주로 테니스, 조깅. 소득 1만 달러가 될 때까지 사람들 인식 속에서 운동은 주로 달리기에 집중돼 있다. 달리기가 곧 운동이라고 생각하기 때문이다.

그런데 개인 소득 1만 달러를 넘으면 운동 형태가 다양하게 바뀌어 레저를 즐긴다. 첫 번째 걷기, 두 번째 수영, 그다음이 골프, 스케이트, 스키 등이다. 그러다가 개인 소득 3만 달러가 넘는 시대를 맞으면서 운동 종목이 완전히 바뀌어 익스트림 스포츠로 넘어간다. 즉 체험 운동 중심이 되는 것이다. 삶의 활력을 줄 수 있는 자극과 쾌감을 스포츠에서 얻고자 하는 심리다.

이처럼 시대 흐름이나 소득의 변화에 따라 건강에 대한 인식, 운동에 대한 접근법은 달라져왔다. 과학기술의 발달로 수명이 연장돼 100세 시대를 바라보는 지금의 우리에겐 그 어느 때보다 치매에 대한 불안이 높다. 이제 우리는 몸과 마음, 뇌의 건강까지 담보할 수 있는 운동에 집중해야 하며 걷기가 바로 그 핵심이다.

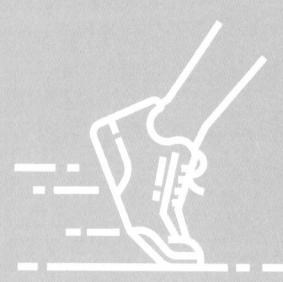

2장

당신의 뇌는
안녕하십니까

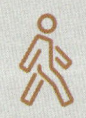

WALKING SPEED

최근 들어 치매환자가 폭발적으로 느는 이유는 인류가
오래 살기 때문이다. 수명이 길지 않았던 시절에는 치
매에 걸리기 전에 거의 사망했지만, 장수의 꿈이 실현
되면서 그 누구도 치매에서 자유로울 수 없게 됐다. 고
령화사회에 진입한 우리가 집중해야 할 것은 바로 뇌
의 건강이다.

Chapter 01

오래 산다는 건
과연 축복일까?

인간이 몸을 움직이려면 심장의 펌핑, 호흡, 뼈와 근육의 작용만으로는 부족하다. 인간의 몸은 알아서 자동적으로 움직이는 게 아니라 사령탑 역할을 하는 뇌의 명령에 의해 움직인다. 때문에 각 부분에 명령을 내리는 뇌의 건강이 무엇보다 중요하다.

건강하지 못한 뇌가 잘못된 명령을 내리면 어떤 일이 벌어질지는 뻔하다. 그럼에도 우리는 그동안 심장, 혈관, 근육 등에 신경 쓰며 건강관리를 해온 반면, 몸을 움직이는 데 중요한 역할을 하는 뇌의 기능에 대해서는 많은 관심을 가져오지 않았다. 정작 중요한 것은 뇌인데도 말이다.

늘어난 수명,
건강하지 못한 뇌

산업과 의학기술의 발전은 안락함을 선사했지만 좋기만 한 것은 아니다. 더불어 여러 가지 질병도 생겨났기 때문이다. 하지만 더 심각한 문제는 혈압, 당뇨, 비만 등 생활습관 병에 신경 쓰느라 정작 중요한 뇌를 등한시했다는 점이다. 문명 발달로 몸의 수명은 늘어난 데 비해 뇌의 건강은 그 속도를 미처 따라가지 못하면서 뇌와 관련한 질병이 크게 늘고 있다. 특히 치매가 대표적이다.

그렇다면 왜 이토록 치매환자가 폭발적으로 느는 걸까? 오래 살기 때문이다. 수명이 길지 않았던 시절에는 치매에 걸리기 전에 거의 사망했다. 우리나라의 경우 인구 고령화와 치매 인구의 폭발적 증가로 인해 2016년 말 기준으로 치매 환자는 70만 명에 달했다. 2030년에는 127만 명까지 증가할 것으로 보인다.

치매 환자로 인한 사회적 비용도 2050년이 되면 106조 5,000억 원에 이를 것이라고 한다. 계산해보면 1인당 약 4,000만 원의 의료비가 든다는 결론이 나온다. 가족 중 치매 환자가 있다고 생각해보자. 혹은 머잖아 내가 치매에 걸린다면? 도저히 감당하기 어려운 비용이다. 치매를 해결할 수 없다면 늘어난 수명은 결코 축복이기만 하진 않을 것이다.

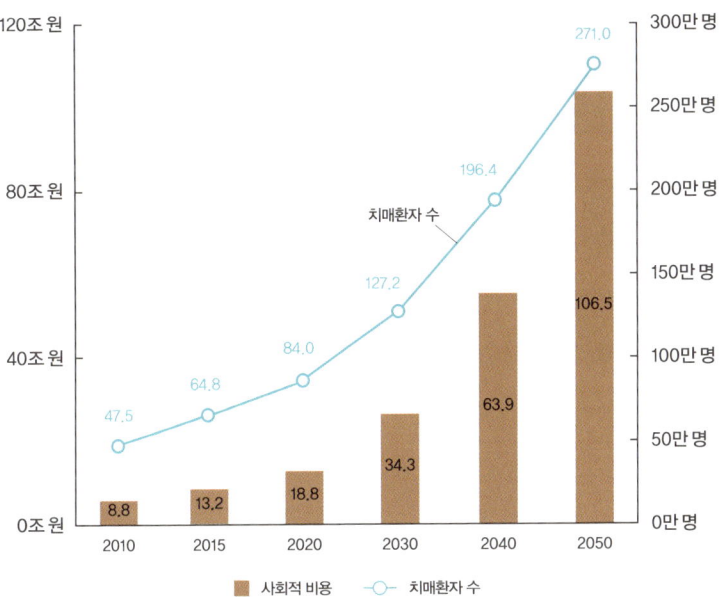

표 2-1 치매 환자의 사회적 비용　　　　　　　　　　　※자료 출처 : 중앙치매센터

몸을 움직여야
뇌의 건강도 좋아진다

국내 뇌과학 권위자인 가천대 뇌과학연구원 서유헌 원장은 뇌 건강을 위해 운동이 매우 중요하다고 말한다. 운동을 하면 뇌로 가는 혈류량이 늘어나는데, 뇌와 신체는 이어져 있어서 몸을 움직이는 것 자체로 뇌에 자극이 된다는 것이다.

뇌는 신체 장기의 하나로서 사고하고, 창조하고, 보고 들으며 행동하고 나아가 감정을 느끼는 등의 신경정신기능을 한다. 그리고 근육 등 모든 신체기관들을 통제한다. 뇌 운동을 활발하게 하면 신경전달 기능이 증가되어 새로운 시냅스 회로가 만들어지거나 더 활발해진다. 운동을 하면 뇌가 더 발달하는 것은 이런 이치 때문이다.

하루 종일 책상에 앉아 움직이지 않으면 뼈와 근육에 이상이 생긴다. 인간은 끊임없이 움직이도록 설계된 종이기 때문에 움직이지 않으면 병이 생길 수밖에 없다.

최근 세계보건기구에서는 움직이지 않고 앉아서 생활하는 데서 오는 여러 질환들을 가리켜 '의자병'이라고 이름 붙였다. 그럴 정도로 움직이지 않는 건 위험하다. 이는 당연히 뇌에도 나쁜 영향을 미친다. 뇌는 몸이 있어야 살아갈 수 있고, 몸은 뇌의 감독 아래서 필요한 일을 할 수 있다. 이 둘은 서로 떼려야 뗄 수 없는 밀접한 관계다.

《엄청나게 똑똑하고 아주 가끔 엉뚱한 뇌 이야기》의 저자 딘 버넷은 뇌의 역할을 다음과 같이 간단하게 정리한다.

"뇌가 하는 일의 상당 부분은 기본적인 생리 작용, 즉 인체 내부의 기능이 제대로 작동하는지 점검하고, 문제가 생기면 바로 해결책을 찾고, 더러워지면 청소해주는 것이다. 한마디로 유지보수를 하는 셈이다."

서유헌 원장도 같은 맥락으로 다음과 같이 말했다.

"뇌 건강이 나쁘면 치매, 경도인지장애, 뇌졸중 같은 뇌 질환의 위험이 높아지기 때문에 뇌 건강이 중요하다. 많이 쓰여 활발하게 움직이고, 영양분 공급도 원활하게 돼야 건강한 뇌다. 뇌는 쓸수록 뇌 속 정보전달 회로가 많아지고 치밀해진다."

최근 미국 국립 암센터에서 65만 명을 대상으로 조사 연구한 결과, 약간 빠른 걸음으로 매일 10분 정도 걸으면 1.8년, 매일 30분 정도 걸으면 3.4년, 매일 1시간 걸으면 3.5년 이상 수명이 증가하는 것으로 나타났다. 이뿐 아니다. 80세 이상 고령자들의 팔다리 근력을 조사해보니 근력이 좋은 상위 10퍼센트 그룹이 하위 10퍼센트 그룹보다 치매 발병 위험이 60퍼센트 정도 감소한다고 보고되었다.

이것이 바로 뇌의 놀라운 점이기도 하다. 다른 신체기관들은 일정 기간이 지나면 성장을 멈추지만 뇌는 노력에 따라 평생 성장과 쇠퇴를 반복한다.

Chapter 02

몸과 마음도
뇌가 조종한다

인간의 뇌는 불과 1.4킬로그램에 불과하지만 신경세포 뉴런 300억 개가 연결되어 있는 거대한 컴퓨터와도 같다. 인간의 뇌는 무한한 잠재력을 갖고 있지만 천재 물리학자 아인슈타인도 자기 뇌의 10퍼센트밖에 사용하지 못했다고 한다. 어찌 보면 우리 뇌야말로 신비로움으로 가득한 미지의 세계다.

길어지는 수명과 함께 몸과 정신의 건강을 유지하기 위해 뇌 건강은 필수. 여기서는 인간적인 특징을 결정짓고, 기억과 감정, 인간 행동을 주관하는 뇌의 기능에 대한 이해를 돕는 차원에서 간단히 살펴보려 한다.

인간에게 자아를
갖게 하는 전두엽

전두엽Frontal Lobe은 인간의 대뇌에서 가장 큰 피질로 이마엽이라고도 하는데, 머리 앞쪽에 있다고 해서 전두엽이라고 부른다. 이마가 볼록한 것은 전두엽 때문이다. 전두엽은 다시 전전두엽Prefrontal Lobe과 운동 피질, 브로카 영역 등으로 나뉜다.

전두엽은 주로 생각하고 이해하고 판단하며, 나아가 감정을 조절하는 역할을 한다. 그래서 언어 기능, 감정과 논리적 사고, 대인 관계 및 실행능력을 주로 담당한다. 계획 수립 기능, 집행 기능, 지속하기, 바꾸기, 충동 행동 금지 등도 모두 전두엽의 역할이다. 그리고 이러한 전두엽의 역할 대부분을 주관하는 곳이 바로 전전두엽이다.

▶▶ 뇌의 사령탑, 전전두엽

전두엽에서도 앞부분에 있다고 해서 전전두엽이라고 불리며, 인간에게 있어 가장 중요한 영역이라 할 수 있다. 전두엽이 하는 대부분의 일을 주관하기 때문에 '뇌의 사령탑'이라고 불리기도 한다. 전전두엽은 판단력, 인내력, 기억력, 결정하고 계획하는 것 등 심리학에서 집행 기능Executive Function이라고 부르는 일을 주로 담당한다. 목표를 추구하고, 계획, 집행, 선택, 판단, 결정하는 모든 일을 담당하는 통제센터라고 볼 수 있다.

사람의 뇌는 동물의 뇌와 다른데, 특히 사람만 갖고 있는 뇌인 전전두엽 때문에 더 차별화된다. 본능과 감정을 관장하는 뇌는 동물에게도 똑같이 존재하고, 포유류처럼 지능이 있는 동물들은 사람처럼 전두엽도 가지고 있다. 단지 전두엽의 크기에 따라서 지능의 차이가 있을 뿐이다.

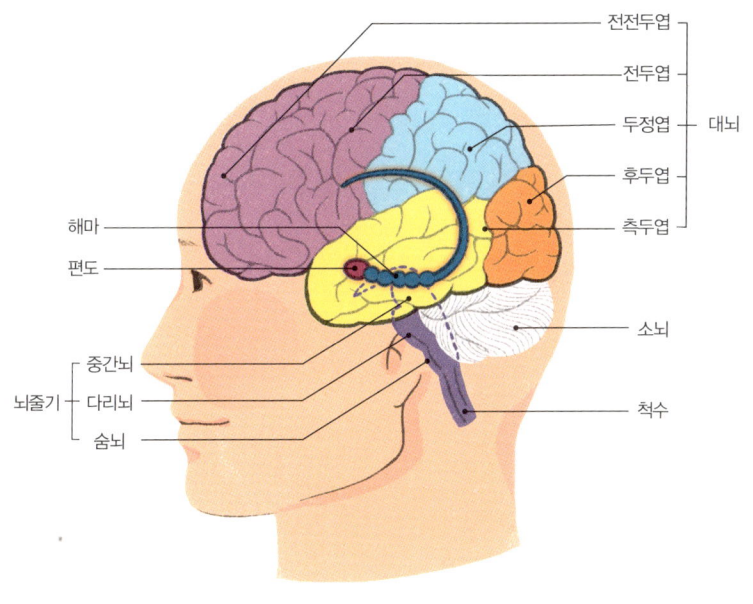

뇌의 부위별 이름

그런데 인간은 전두엽 앞에 또 다른 뇌인 전전두엽을 갖고 있어서 보다 고차원적인 정신활동을 하며, 감정과 충동을 조절할 수 있다. 기쁘다, 행복하다, 슬프다, 화난다, 우울하다 등 우리가 느끼는 다양한 감정은 모두 전전두엽의 기능 덕분이다.

이처럼 전전두엽은 인간을 인간답게 만드는 것들을 조절하는 뇌의 한 부분이다. 뇌과학자들은 전전두엽의 가장 중요한 기능이 '자신과 자신이 아닌 것'을 구분하는 것이라고 한다. 즉 전전두엽이 인간의 '자아'를 형성하는 기초가 된다는 의미다. 그래서 전전두엽이 손상될 경우 판단력이 급격히 나빠지거나 고집스러워지고, 신경질적이 되며, 충동 조절에 문제가 생긴다. 갑자기 아이 같아지거나 이기적인 모습을 보이기도 한다. 편집증, 의처증, 분노발작 등의 증상을 보여 주변 사람들을 힘들게 할 수 있다.

단기 기억을 주관하는
기억 제조 공장 해마

해마는 측두엽의 안쪽, 즉 양쪽 귀 깊숙한 곳에 좌우 한 쌍이 위치한다. 바닷물고기 해마와 비슷하게 생겨서 붙여진 이름이며, 모양은 새끼손가락을 약간 구부린 것과 비슷하다. 해마의 크기는 작지만 하는 일은 결코 작지 않다. 대뇌에서 보내오는 다양한 정보를 받아서 처리하고, 그것을 토대로 기억을 만들어내 보관하는 일을 한다. 학습과 기억 대부분을 담당하는 아주 중요한 곳이라 '기억 창고', '기억의 제조 공장' 등의 별명을 갖고 있다.

소리, 촉감을 비롯해 감각과 지식 등 모든 정보는 일단 해마를 통해 들어오는데, 정보를 판단해서 필요한 것만을 뇌의 다른 부위에 저장한다. 과거의 기억이 저장되는 장소는 아니지만, 새로운 기억을 저장하는 데 결정적 역할을 하기 때문에 해마 손상을 입으면 오랜 기간 동안 기억하지 못한다. 즉 어떤 일이 일어나고 5~10분이 지나면 모든 일을 잊는 것이다.

이를 잘 보여주는 영화가 있다. 아내가 살해당한 충격으로 10분 이상 기억하지 못하는 단기 기억상실에 걸린 남자가 등장해 사건을 추적하는 영화 〈메멘토〉다. 이 영화는 실존했던 인물 헨리 몰래슨Henry Molaison의 이야기를 모티브로 주인공 캐릭터를 설정했다고 한다.

공장 노동자 헨리 몰래슨은 중증 간질을 치료하기 위해 수술을 받는다. 그러나 안타깝게도 집도의는 내측 측두엽 구조물을 모두 제거해버리고, 치명적 의료 사고로 헨리의 인생은 완전히 바뀐다. 수술을 받기 이전 일은 기억했지만, 수술시 입은 해마 손상 때문에 그 이후 경험한 일들은 계속 잊어버렸던 것이다. 이는 해마가 단기 기억을 주관하며 해마 없이는 새로운 기억이 생겨날 수 없음을 보여주는 매우 상징적인 예 중 하나다.

뇌 호르몬들의
은밀한 사생활

리모컨 하나로 집 안의 온도와 습도를 조절하고, 창문을 여닫는 인공지능 시스템처럼 우리의 신체도 정확하게 컨트롤되고 있을까? 우리 몸 역시 추우면 춥다, 더우면 덥다는 명령을 내려 체온에서부터 소변을 보는 횟수까지 조절한다. 그뿐 아니라 머릿속의 호르몬을 조절해 감정의 흐름을 지배한다.

이것은 어떻게 가능할까? 이 모두는 뇌세포와 신경전달물질(호르몬)이 주고받는 신호, 즉 의사소통에 의해 가능해진다. 뇌를 형성하는 뉴런은 수백 종의 화학물질을 이용해서 전기적 신호를 주고받으며 인간의 사고와 행위를 주관한다.

이때 뇌를 비롯해 체내의 신경세포에서 방출돼 주변에 있는 수많은 세포에 정보를 전달하는 역할을 하는 것이 바로 신경전달물질, 즉 호르몬이다. 이 물질들은 신경들 사이에서 신경신호를 전달하며, 혈류를 통해 뇌에 피드백을 주고, 신경의 활성도에도 영향을 준다. 그러나 이러한 신경신호들 사이에 통신 오류가 일어나면 기능적인 이상과 함께 여러 가지 신경정신 증상들이 나타난다. 경도인지장애나 치매도 이와 무관하지 않다.

▶▶ 엔도르핀

엔도르핀Endorphin의 '도르핀'은 모르핀Morphine에서 유래한 말이다. 그 이름에서도 알 수 있듯이 엔도르핀은 통증과 쇼크를 줄여주는 등 우리의 생명을 보호하기 위해 분비되는 일종의 천연진통제 역할을 하는 호르몬이다. 실제 효능은 모르핀의 대략 800배 정도라고 한다.

많은 이들이 즐거움이나 오르가슴을 느낄 때 엔도르핀이 나온다고 생각하지만, 이와 반대로 엔도르핀은 매우 큰 스트레스 상황에서 분비된다. 사망 직전, 출산, 그리고 심각한 부상을 입었을 때특히 많이 분비된다. 매우 다급한 상황에서 초인적인 힘을 발휘할때도 엔도르핀이 작용한 것으로 볼 수 있다.

▶▶ 도파민

도파민Dopamine은 중추신경계에 존재하는 신경전달물질이다. 학습, 보상, 집중력 그리고 행동과 관련된 신경전달물질이라고 알려져왔다. 도파민은 즐거움, 평안함과는 조금 다른 행복감을 주는 호르몬이다. 열심히 공부하거나 일하고 나서 느끼는 '만족감'과 관련돼 있으며 몰입을 돕기도 한다.

도파민은 쾌락 중추와 관련이 있어서 정열적 움직임, 긍정적 마음, 성욕과 식욕 등을 담당한다. 담당한 역할이 그렇다 보니 여러 가지 중독을 일으키는 데 관여한다. 술, 담배, 게임, 도박 중독이 생기는 이유도 도파민과 관련 있다. 도파민은 동전의 양면처럼 의욕을 불태우고 몰입하도록 해주는 반면 몰입이 지나칠 경우 제어력이 약해져 중독에 빠지게 만드는 나쁜 호르몬이기도 하다.

▶▶ 아드레날린

아드레날린^{Adrenaline}은 신경과학자들이 사람의 기분을 이해하려고 가장 먼저 연구한 신경전달물질로, 에피네프린^{Epinephrine}이라고도 불린다. 신호를 증폭시켜서 집중력, 인지력, 의욕, 각성 등에 영향을 준다.

긴장하거나 스트레스를 받으면 분비되며, 위험을 감지했을 때 맞서 싸울지 도망칠지를 결정하는 데 핵심적 역할을 한다. 또 일시적인 스트레스가 닥쳤을 때 집중력을 높여줌으로써 긴장감과 삶의 활력을 높여주는 호르몬이다.

▶▶ 세로토닌

세로토닌Serotonin은 우리 몸 전체에 영향을 주지만, 특히 뇌에서는 수면, 식욕, 기억력, 인지기능, 기억력, 충동 조절, 불안, 초조감 등과 연관이 있다. 특히 행복감에 관여하는 호르몬이라고 해서 '행복 호르몬'이라고도 부른다. 가장 원시적인 뇌라고 일컬어지는 뇌간의 중심에 세로토닌 신경이 있다. 노르아드레날린 신경, 도파민 신경 역시 뇌간에 있어 이 세 가지 신경이 마음을 조정하는 중요한 기능을 한다.

세로토닌 신경은 뇌 전체 분위기와 건강상태를 전반적으로 관리하며 연출하는 역할을 하며, 도파민과 노르아드레날린을 적정 수준으로 유지시킨다. 뇌 활동을 통제하는 것이 주된 임무라 '뇌의 경찰'이라고도 불린다. 불안증이나 우울장애를 가진 사람들을 검사해보면 세로토닌 수치가 매우 낮게 나타난다.

살다 보면 누구라도 스트레스를 겪을 수밖에 없는데, 스트레스는 세로토닌의 양을 감소시킨다. 세로토닌 분비가 적어지면 작은 일에도 과민 반응하게 되고, 부정적인 생각이나 우울한 기분에 사로잡힌다. 세로토닌은 치매와도 밀접한 관련이 있는 호르몬이라 유심히 살펴볼 필요가 있다.

최근 낮은 세로토닌 수치가 치매를 일으킨다는 사실을 뒷받침하는 연구들이 발표되고 있다. 〈메디컬리포트Medical Report〉에 미국 존스 홉킨스 대학 의대 노인 정신의학 연구팀의 연구결과가 실렸다. 연구팀은 경미한 수준의 사고력과 기억력 저하 증상을 보인 사람들의 뇌를 스캔해서 분석한 결과, 기억력이 떨어지기 시작하는 단계에서부터 세로토닌이 줄어듦을 확인했다고 발표했다.

알츠하이머성 치매 환자의 경우 기분, 수면, 식욕을 조절하는 뇌의 신경전달물질인 세로토닌을 만드는 신경세포들이 정상인에 비해 매우 적다는 연구결과들이 이전부터 있어왔다. 그래서 존스 홉킨스 연구팀의 연구결과는 세로토닌 부족이 치매의 결과가 아닌 원인일 가능성이 있음을 보여주는 의미 있는 자료다.

〈메디컬리포트〉를 통해 그웬 스미스 박사는 이렇게 말한다. "세로토닌이 인지능력 감퇴 초기 증상을 보이는 사람들에게도 영향을 미친다는 증거가 확보되었다. 따라서 우리는 뇌에서 세로토닌을 증가시키는 것이 기억력 손실이나 치매가 악화되는 것을 막을 수 있다는 사실을 좀더 확신할 수 있게 됐다."

약물을 사용하지 않고 일상생활에서 자연스럽게 세로토닌 분비를 늘리기 위한 방법에는 어떤 것들이 있을까? 정신건강의학 교수이자 (사)세로토닌문화 원장인 이시형 박사는 다음과 같이 제안한다.

첫째, 많이 씹어야 한다. 씹는 행동을 통해 세로토닌 분비가 늘어난다. 우리가 긴장하거나 스트레스 받을 때 음식을 씹고 싶은 것도 이런 원리 때문이다. 둘째, 걸어야 한다. 세로토닌은 낮 12시 전후로 분비의 절정을 이루므로 이때 햇볕을 쬐며 걷기운동을 하는 것은 무척 도움이 된다. 셋째, 심호흡을 많이 해야 한다. 얕은 호흡보다 깊은 복식호흡이 세로토닌 분비를 늘린다. 넷째, 사랑이 필요하다. 미움, 질투, 시기 등 부정적인 감정은 세로토닌 분비를 억제하니 사랑의 마음이 중요하다. 다섯째, 군집욕구가 충족돼야 한다. 좋은 사람, 가까운 이들과 어우러져 사는 삶 속에서 느끼는 즐거움은 세로토닌 분비를 늘린다.

Chapter 03

우리가 몰랐던
기억의 비밀

영화 〈이터널 선샤인〉에는 사랑하는 연인과 헤어진 기억을 삭제하는 남녀의 이야기가 나온다. 너무 고통스러워서 기억의 삭제를 택한 것이다. 우리 모두에겐 영원히 지우고 싶은 기억이 한두 개쯤은 있다. 너무 슬퍼서, 너무 고통스러워서 혹은 너무 비참해서. 그렇다면 영화에서처럼 우리가 원하는 대로 안 좋은 기억만 골라 지우는 것이 가능할까?

아주 가능성 없는 이야기는 아닐 수도 있다. 뇌과학자들이 기억에 관한 동물 실험을 했는데, 보스턴 대학교 뇌과학 연구팀은 기억과 감정의 연결고리를 끊을 수 있는 방법이 있다고 발표했다.

기억을 담당하는 '해마'의 윗부분을 자극해 부정적인 감정의 기억을 없앨 수 있는 가능성을 발견한 것이다. 이를 통해 정신적 외상이 완화됐다고 한다.

기억의 선별과 저장은
단기 기억이 담당한다

인간이 어떤 일을 자각할 수 있는 건 불과 2초에 불과하고 그 이후로는 기억의 도움을 받아야 한다. 기억은 10초~20초 동안만 기억되는 단기 기억과 며칠 혹은 몇 개월에서 평생 동안 지속되는 장기 기억으로 나뉜다. 인간의 기억력은 단기 기억과 장기 기억을 얼마나 능숙하게 사용하느냐에 따라 달라진다.

단기 기억에서는 기억의 선별 과정도 이루어진다. 생각해보자. 사람이 자신에게 일어난 모든 사실을 평생 동안 기억한다면 어떻겠는가. 아무리 머리가 좋고 감정 제어를 잘한다 해도 수많은 기억에 질식해 미쳐버리지 않을까. 실제로 과잉기억증후군이라는 질환에 시달린 질 프라이스는 어린 시절 상처부터 남편을 잃은 기억까지, 평생토록 지속되는 기억 때문에 괴로움에 시달렸다. 그래서 일반적으로 우리 뇌는 중요하거나 강렬하거나 재미있었던 일을 일시적으로 기억했다가 그중 일부만 선택해서 장기 기억으로 보관한다.

시험 전날 밤을 새서 외운 내용이 시험 당일에는 전혀 기억나지 않는 것도 단기 기억의 대표적인 사례다. 나이가 들면 먼저 단기 기억이 저하되기 때문에 물건을 어디에 뒀는지, 뭘 하려 했는지 자주 잊어버리는 것이다. 나이 든 사람들이 똑같은 말을 계속 반복하는 것도 단기 기억력이 떨어져서 생긴 현상 중 하나다.

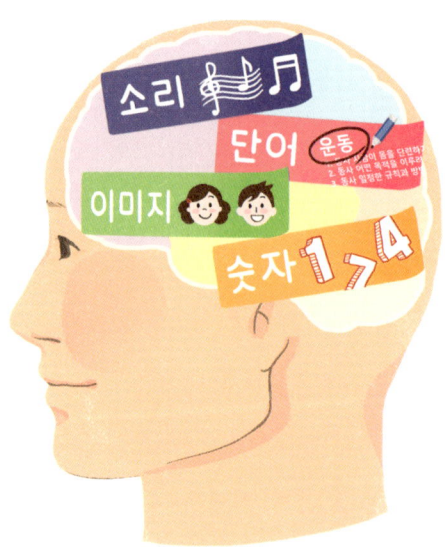

10〜20초 지속되는 단기 기억

시간이 지나도
잊혀지지 않는 장기 기억

장기 기억을 다시 구분하면 에피소드 기억, 의미 기억, 절차 기억, 프라이밍 기억으로 나눌 수 있다.

▶▶ 추억과 함께 떠오르는 에피소드 기억

일화 기억이라고도 하며, 직접 경험한 사건과 관련이 있는 기억이다. 어린 시절 친구들과 재미있게 놀았던 일이나 소풍, 운동회, 가까운 이들과의 이별 등 추억이 대표적인 사례다. 에피소드 기억은 직접 경험한 일을 바탕으로 하기 때문에 의도적으로 기억하려 애쓰지 않아도 지난 일을 생각하면 과거의 기억이 저절로 떠오른다. 삶의 체험과 함께 깊이 각인되어 있어 잊을 수 없는 기억인 셈이다. 에피소드 기억은 해마가 위치한 측두엽에서 이루어진다.

▶▶ 지식의 축적과 관련 있는 의미 기억

사물이나 사건에 관한 개념적 지식을 뜻한다. 업무나 취미, 단어나 사칙연산의 원리 등 여러 분야의 지식과 관련된 기억이다. 책을 읽거나 학습을 통해 늘려가는 기억이기도 하다. 그래서 우리가 흔히 말하는 학습과 공부는 주로 의미 기억의 양을 늘리는 것이다.

지난겨울 연인과 에펠탑을 보러 갔다는 에피소드 기억을 떠올리는 것은 그다지 어렵지 않지만, '에펠탑이 누구에 의해 언제, 어떻게 지어졌는지'에 대한 의미 기억은 바로 기억해내기 어렵다. 이때 기억을 떠올릴 만한 단서가 있으면 좋다. 기억력이 좋은 사람은 의미 기억을 무작정 외우지 않고 스토리가 있는 에피소드로 기억한다. 즉 기억의 단서를 만들어내 각인시키는 것이다. 단시간에 머릿속에 주입할 수도 있고, 필요할 때 확실하게 꺼낼 수도 있다.

▶▶ 몸이 먼저 습득하는 절차 기억

무의식적 기억에는 에피소드 기억과 절차 기억이 있다. 절차 기억은 자전거 타기처럼 말로 설명하기는 어렵지만, 뇌를 통해 몸이 기억하는 것을 말한다. 수영, 운전, 뜨개질처럼 몸으로 터득해 자연스레 익혀진 기술이다.

소뇌에는 몸의 균형을 잡거나 움직임을 유연하게 도와주는 프로그램이 입력되어 있기 때문에 절차 기억에는 소뇌가 관여한다. 소뇌가 손상되면 균형을 잡지 못하고 비틀거리며 걷게 되는 것도 이런 이유 때문이다.

절차 기억은 기억 중에서 가장 잊기 힘든 기억이다. 몇 십 년 동안 자전거를 타지 않았어도 일단 자전거에 올라타면 거의 무의식

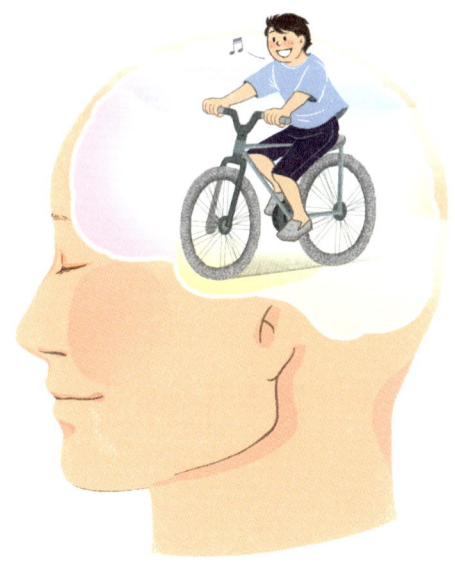

몸으로 익혀 오래 지속되는 절차 기억

적으로 페달을 밟게 되는 경험을 했을 것이다. 몸으로 익힌 기억
은 생명과 직결되므로 잊으려야 잊을 수 없다.

▶▶ 반복되면 각인되는 프라이밍 기억

무의식에서 행해지는 기억이다. 책을 읽다가 반복해서 나오는 단
어를 덩어리 자체로 기억하는 것 등이 여기 해당된다. 계속 반복
해서 읽은 단어와 비슷한 말이 나오면 이전에 봤던 단어로 읽게

되는 것은 프라이밍 기억 때문이다. 예를 들어 책에서 '감자'라는 단어가 반복해서 나왔다면, 이어서 나오는 '감사'라는 단어도 '감자'로 잘못 인식하기 쉽다. 이름을 헷갈리거나 책에서 오자를 내는 것도 이런 데서 연유한다.

기억의 입력과 출력, 저장과 망각

방으로 가는 도중 전화를 받고서는 왜 방에 가려고 했는지 잊어버리는 일, 노트북을 켜는 도중에 동료가 말을 걸어 이야기를 나눈 후, 무얼 하려고 했는지 기억나지 않는 경험. 이처럼 어떤 방해 요소 때문에 방금 하려고 했던 일을 순간 잊어버리는 것은 가끔씩 겪는 일이다.

《엄청나게 똑똑하고 아주 가끔 엉뚱한 뇌 이야기》의 저자 딘 버넷은 이런 현상이 생기는 이유가 단기 기억과 장기 기억의 괴리 때문이라고 설명한다. 단기 기억과 장기 기억은 상호 의존적인 반면에 그 특성은 매우 다르다. 이 다름으로 인해 기억 과정에서 종종 문제가 생기는 것이다.

이 책에 따르면, 단기 기억은 짧게는 10초에서 길어야 1분 정도 지속되며 기억의 용량도 매우 적어서 한 번에 최대로 기억할 수 있는 아이템은 4가지 정도라고 한다.

단기 기억은 쉽게 잊혀지기 때문에 오랫동안 기억을 간직하려면 장기 기억으로 넘어가야 한다. 그러기 위해서는 의식적으로 주의집중해서 반복적 자극을 주어야만 한다. 하나의 자극이 있고 나서 몇 시간 내에 같은 자극이 반복되면 더 유리하다. 우리가 기억하고 싶은 걸 반복해서 되뇌는 것도 이런 이유 때문이다.

외부에서 입력된 것이나 자극이 모두 장기 기억으로 저장되지는 않는다. 이를 아주 짧은 시간 동안 유지하는 게 감각 기억이고, 그중 또 일부를 선별해 15~20초, 길게는 1분 정도 유지하는 게

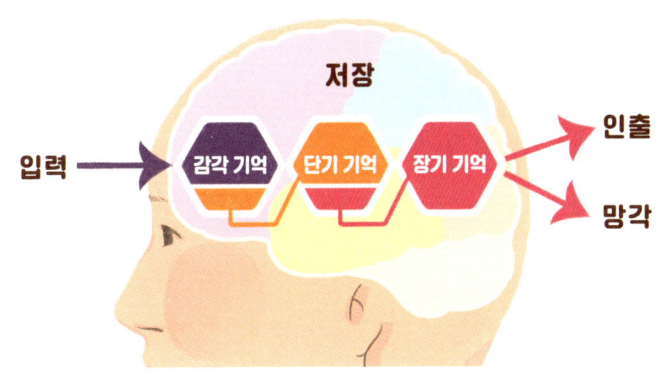

기억의 입출력 절차

단기 기억이다. 그리고 단기 기억이 판단해서 선별해낸 일부 기억만이 장기 기억으로 남는다.

이때 정보를 처리하는 능력인 작업 기억이 중요한 역할을 한다. 모든 정보를 다 기억할 수는 없으므로 작업 기억은 입력된 정보의 우선순위를 정하고, 핵심에 집중하게 한다. 작업 기억에 의해 단기 기억 중 쓸모 있거나 중요한 것들이 선별돼 장기 기억으로 남고 나머지는 버려진다. 즉 망각되는 것이다. 장기 기억은 오래도록 유지되므로 필요할 때 꺼내 쓸 수 있다.

뇌의 노화는 나이와 상관없다

미국 하버드 대학 심리학과 연구팀이 청소년부터 70대까지 다양한 연령층의 사람들 5만여 명을 상대로 연구했다. 그 결과 어떤 활동을 하느냐에 따라 뇌의 발달 정도가 달라진다는 사실을 발견했다. 뇌 처리 속도가 가장 빠른 건 18세, 시각적 작업 기억 능력이 최고조인 건 25세, 글자 해독이나 대화에 활용하는 어휘 능력은 60~70대의 뇌가 가장 활성화된다고 한다. 즉 뇌의 노화는 나이와 상관이 없다는 것이다.

반면 인간의 뇌가 이전에 우리가 알고 있던 것보다 훨씬 빠른 시기인 25세 때부터 늙기 시작한다는 연구 결과도 나왔다. 〈사이언티픽 리포츠Scientific Reports〉에 실린 내용을 살펴보면, 뇌나 척수에 존재하는 뇌 척수액이 움직이는 속도가 20대 중반부터 변한다는 것이다.

뇌 척수액은 뇌와 척수 주위를 순환하면서 외부의 충격에 대한 완충 작용을 하고, 호르몬과 노폐물 등의 물질을 운반한다. 이런 뇌 척수액의 움직임은 호흡이나 심박수와 관련성이 있고, 다발성 경화증이나 고혈압 등의 질환과 연관이 있는 것으로 알려져 있다.

영국 랭커스터 대학교 연구팀 아네타 스테파노브스카 교수는 "이번 연구에서 뇌의 노화가 생각했던 것보다 훨씬 빠른 25세경부터 시작된다는 증거를 발견했다. 향후 연구를 더 진행하면 퇴행성이나 노화와 관련된 질환을 더 잘 파악할 수 있을 것"이라고 말했다.

Chapter 04

치매가 내민 옐로카드,
경도인지장애

나이 든 노인이 평소와 다른 행동을 하거나 심하게 역정을 내고, 어깃장을 놓는 일이 심심찮게 있다. 그러면 우리는 "저 노인네 노망났네!"라고 말하곤 한다. 늙어서 하는 이상 행동, 나이 들어서 생긴 고약한 성미 정도로 치부하는 것이다. 예비치매 단계를 빠르게 인식하지 못하는 이유가 바로 이런 데 있다. 특히 가족들끼리는 부모의 이상 행동을 더욱 무심코 넘겨버린다.

갑자기 성격이 바뀌고, 기억이나 인지능력이 왜곡되며, 이상 행동을 한다면 반드시 치매 검사를 받도록 해야 한다. 이런 증상이 있을 경우 이미 예비치매 단계일 수 있기 때문이다. 치매란 나이

들면 으레 겪어야 하는 통과의례가 아니다. 조금만 주의를 기울이면 얼마든지 예방하고 피해갈 수 있다.

휴대폰을 어디 뒀더라, 기억이 가물가물

"방금 휴대폰을 들고 있었는데 어디 뒀지?"

"다음 주에 중요한 약속이 있었던 거 같은데…."

이처럼 휴대전화, 지갑, 열쇠 등 소지품을 어디에 뒀는지 잘 기억이 나지 않고, 주차한 곳이 생각나지 않거나, 중요한 약속을 깜박 잊는 일들을 겪는 경우가 있다. 그 정도가 심해 이런 실수를 자주 하면 이른 나이에 치매가 온 것은 아닌지 불안한 마음이 들기도 한다. 기우일 경우도 있으나, 실제 이런 이들 중 '경도인지장애' 판정을 받은 사람들도 꽤 있기에 대수롭잖게 넘어갈 일은 아니다.

▶▶ 치매가 보내는 경고장, 경도인지장애

뇌의 인지기능이 떨어진다고 해서 바로 치매가 나타나는 것은 아니므로, 치매가 찾아오기 전에 미리 알아보는 게 중요하다. 경도인지장애는 치매 직전 단계에 발생하는 임상 단계를 말한다. 같은 연령대에 비해 기억력은 좀 떨어지지만 일상생활에는 별다른 문제가 없는 상태다. 즉 가벼운 기억장애가 있지만 다른 사람의 도움 없이 생활할 수 있다.

정상 노화와 치매의 중간 단계로, 빠른 시기에 발견해서 치료하면 효과를 극대화할 수 있다. 건강보험공단 자료에 따르면 매년 정상 노인의 1~2퍼센트가 치매로 진행되는 데 반해 경도인지장애 환자는 10~15퍼센트가 치매로 진행될 정도로 발병 확률이 상당하다.

▶▶ 경도인지장애의 증상과 종류

흔히 '깜빡 한다'고 표현하는 건망증과 경도인지장애는 다르다. 건망증의 경우에는 약속한 시간이나 소지품을 둔 장소 등을 잠시 잊는 정도로, 금세 스스로 인지하거나 다른 사람이 알려주면 바로 기억해낸다. 반면 경도인지장애는 그 일 자체를 완전히 잊어버린다. 오늘 누구하고 점심을 먹었는지, 어제 어떤 전화를 받았는지 기억에서 없어지는 것이다.

경도인지장애는 치매 전 단계의 인지장애를 보이는 상태다. 평소와 달리 행동이 느려지거나 성격이 변하고, 자극에 무관심하거나 우울증상을 보인다. 경도인지장애도 치매처럼 종류에 따라 다양한 증상을 보인다. 경도인지장애가 알츠하이머병이나 치매로 이행될 가능성은 10~15퍼센트 정도이며, 기억상실형, 비기억상실형 두 가지로 나뉜다. 이 둘은 기억력 저하 여부에 따라 차이가 생긴다.

기억력이 두드러지게 떨어지지만 그 외의 인지기능 감소는 크지 않은 기억상실형 경도인지장애는 알츠하이머성 치매로 진행될 가능성이 높다. 반면 기억력은 괜찮지만 집중력, 사고력, 언어 등의 능력이 떨어진 비기억상실형의 경우는 혈관성 치매나 전두측두엽 치매로 진행될 가능성이 높다.

▶▶ 경도인지장애의 치료

이 단계에서 치료를 잘하면 병의 진행 속도를 늦출 수 있기에 매우 중요한 시기다. 경도인지장애 치료에 이용되는 약물은 콜린에스테라아제억제제Cholinesterase Inhibitor, 콜린제제, 항산화제, NMDA 수용체 길항제 등이다. 이 약물들을 사용해 치료할 경우 경도인지장애 환자 중 15~20퍼센트는 1~2년 후 인지기능이 호전되기도 했다. 그리고 호전된 이들의 40~70퍼센트는 10년 후에도 치매로 진행되지 않았다는 보고가 있다.

전문가들은 "특정 단어나 사람 이름이 떠오르지 않거나, 길을 찾기 어려워지는 등의 기억력 저하 증상이 나타나면 먼저 진단을 받아보라"고 권한다. 가벼운 건망증 증세가 나타났을 때 단순한

	기억상실형	비기억상실형
차이점	기억력이 떨어진 경우	기억력이 저하되지 않았으나 인지기능이 손상된 경우
	대부분 알츠하이머병으로 이행된다.	전두측두엽 치매나 혈관성 치매 등 알츠하이머병과는 다른 치매성 질환으로 진행되는 경우가 많다.

표 2-2 경도인지장애의 종류

노화 현상이라 생각하지 말고 규칙적으로 신경과를 방문해서 전문의의 진료를 받아보는 것이 좋다. 무엇보다 조기 진단이 중요한 치매, 하루라도 빨리 발견하는 것이 답이다.

건망증, 경도인지장애, 치매는 어떻게 다른가

치매는 대개 서서히 단계를 밟아 진행된다. 처음에는 최근 일을 자주 잊어버리는 것에서 시작해 일상생활에 필요한 기능들이 조금씩 떨어지고 느려지는 경도인지장애로 이어진다. 이것이 더 심각해지면 비로소 치매 증상으로 이어진다.

건망증	경도인지장애	치매
사건의 부분을 잊는다.	사건 자체를 잊는다.	사건 자체를 잊는다.
힌트를 주면 금세 기억할 수 있다.	힌트를 줘도 입력된 기억을 잘 불러내지 못 한다.	힌트를 주어도 전혀 기억하지 못 한다.
주변인들이 이상하게 여기지 않는다.	본인과 주변 사람이 이상하게 여긴다.	주변 사람과 제3자까지 이상하게 여긴다.
기억 과부하로 용량 초과한 기억을 잊는다.	입력된 기억을 잘 불러내지 못 한다.	정보 자체를 입력시키지 못 한다.
일상생활에 지장을 주지 않는다.	일상생활에 지장을 초래한다.	일상생활에 심각한 지장을 초래한다.
과부하를 줄이면 정상 회복이 된다.	학습, 운동으로 호전되며, 3분의 1은 치매로 전환된다.	학습, 운동 등의 효과가 적다. 약물 치료로 증상 악화를 지연시킨다.

표 2-3 건망증 vs. 경도인지장애 vs. 치매

이처럼 단계를 거치면서 서서히 발현되기 때문에 그 전 단계에서 빨리 막아야 한다. 치매는 한번 발병하면 치료가 몹시 까다롭고 오랜 시간 동안 계속해서 치료를 받아야 하는 질병이다. 그 노력과 비용도 상당히 들뿐더러 가족이나 주변인들까지 함께 고통받을 수 있는 질병이므로 조기 발견이 무엇보다 중요하다.

'별 거 아닐 거야. 나이 들면 원래 그렇잖아', '노화의 당연한 현상이지'라는 생각은 위험하다. 이런 생각이 치매를 방치해 악화시킬 수 있다. 치매 초기에는 일반적인 노화와 구분이 잘 되지 않아서 무심코 지나쳤다가 상태가 악화된 후에야 그 심각성을 알아차리는 경우가 많다. 기억력이 많이 떨어지고, 물건을 자주 놓치거나 걸음걸이 등에 이상이 오면 주의를 기울여 일단 치매를 의심해 보자.

Chapter 05

잠복해 있는
예비치매를 찾아라

매사 꼼꼼하고 오래된 전화번호도 다 외울 정도로 기억력 좋았던 P씨. 어느 날 정류장에서 자신이 타야 할 버스 번호가 생각나지 않아서 무작정 "빨간 버스, 빨간 버스"라는 말만 되뇌고 있었다.

예비치매 단계인지
미리 알아볼 수 있을까?

많은 사람들이 막연히 치매는 '늙으면 생기는 병'이라고 생각하는데 이는 큰 오해다. 치매는 뇌의 기질적 원인에 의해 생기는 병, 즉 신경세포의 손상이 오랜 시간 동안 반복돼서 그 결과로 증상이 나타나는 퇴행성 뇌 질환이다. 늙으면 무조건 걸리는 병도 아니고, 어느 날 갑자기 나타나는 질환도 아니다. 증상이 발현되기까지 적어도 15~20년 전부터 뇌의 변화가 시작되는, 잠복기가 매우 긴 퇴행성 신경 질환이다. 그리고 65세 이후부터 유병률이 급격히 올라간다.

치매는 발병하기 전 15~20년 정도의 잠복기를 거친다(예비치매). 잠복기의 전반기 15년 동안은 자각 증상을 거의 느끼지 못하다가 마지막 5년을 남겨두고 서서히 신호를 보내기 시작한다. 상당히 오랜 기간 잠복해 있다가 뒤늦게서야 나타나는 것이다. 역으로 생각하면 치매가 발병하기 전, 즉 잠복기 때에 빨리 알아차린다면 치매로 발전하는 것을 막을 수 있다는 말이 된다.

기억과 학습에 관여하는 신경세포들의 60~70퍼센트가 죽어서 없어지거나 제 기능을 다하지 못할 때까지 인지기능은 큰 문제없이 작동된다. 그러다 예비치매 시기를 지나면서 서서히 증상이 나타나기 시작한다. 치료 시기가 상당히 늦어진 후에야 진단이 가능해지는 셈이다. 치매를 의심할 수 있는 증상에 대해 미리 알아두어 정확히 파악하고 있다면 좀더 빨리 발견할 수 있다.

치매에 걸리면 가장 먼저 기억력에 문제가 생긴다. 기억을 담당하는 해마 부위의 신경세포 수가 감소하면서 기억장애가 생기기 때문이다. 사람이나 사물의 이름이 잘 생각나지 않고, 최근에 겪었던 일들도 잘 떠올리지 못한다. 사고력에 장애가 생겨 사소한 것조차 혼자 판단하거나 결정하지 못한다. 길을 잃거나 계획적인 행동을 하지 못하는 등 인지기능 손상이 드러나기 시작한다.

또한 감정 조절이 잘 안 돼서 우울증이 나타나거나 폭력적이 되거나 정신 질환자에게서 보이는 과도한 망상과 환각 증상을 겪기도 한다. 혹시 부모님이나 주변 노인들이 시공간, 과거와 현실을 혼동한다거나, 유독 의심이 많아지는 것도 치매 증상일 수 있으니 잘 살펴봐야 한다.

《치매의 싹을 뽑아내라》를 쓴 마쓰바라 에이타는 치매 잠복기를 '치매의 싹'이라고 부른다. 그는 "40~50대의 약 80퍼센트는 머릿속에 치매의 싹이 존재한다"고 경고한다. 싹이 트는 예비치매 단계에서는 생활습관을 바꾸는 등 작은 노력만으로도 치매의 진행을 막을 수 있다는 것이 그의 주장이다.

의학기술은 발전했지만 아직까지는 치매의 발병 원인과 치료법에 대한 획기적인 연구 결과가 없다. 그저 진행을 조금 늦추는 정도다. 그러니 잠복기 때 미리 알아내는 것이 중요하다. 혼자서도 해볼 수 있는 간단한 자가 진단표가 있으니, 문항을 읽고 해당 항목에 체크해 점수를 내보자.

1	내 기억력에 심각한 문제가 있다고 생각한다.
2	기억력이 10년 전보다 심하게 나빠진 것 같다.
3	내 기억력이 또래의 다른 사람보다 심하게 나쁜 것 같다.
4	기억 저하로 일상생활에 불편을 느낀다.
5	최근에 일어난 일을 기억하기 어렵다.
6	며칠 전에 나눈 대화 내용을 기억하기 어렵다.
7	며칠 전 약속을 기억하기 어렵다.
8	친한 사람의 이름을 기억하기 어렵다.
9	물건 둔 곳을 기억하기 어렵다.
10	예전보다 물건을 자주 잃어버린다.
11	집 근처에서 길을 잃은 적이 있다.
12	가게에서 물건을 두세 가지 사려고 하는데 그 이름을 기억하기 어렵다.
13	가스불이나 전등 끄는 것을 기억하기 어렵다.
14	자주 사용하는 전화번호나 자신 혹은 자녀의 집을 기억하기 어렵다.

위 문항 중 6개 이상 해당한다면 치매 검사를 받아볼 것을 권장한다.

표 2-4 치매 자가진단표　　　　　　　　　※ 자료 출처 : 보건복지부, 중앙치매센터

치매는 치료보다
예방이 중요하다

여러 번 강조했듯이 치매는 먼저 정확한 발병 원인을 찾는 것과 조기 발견이 중요하다. 이를 위해서는 전문의와 면담을 하고, 면담시 본인 및 가족이 평소 어떻게 생활하는지에 대해 자세히 설명해줄 필요가 있다. 정보가 많을수록 치매를 진단하는 데 도움이 되기 때문이다. 면담을 기본으로, 인지능력 검사, 자기공명영상MRI, Magnetic Resonance Imaging 검사, 양전자방출단층촬영PET-CT, Positron Emission Tomography 검사를 통해 뇌혈관이나 뇌 조직에 이상이 있는지 여부를 확인할 수 있다.

치매를 근본적으로 완치시키는 약은 아직까지 개발되지 않았다. 인지기능 개선 약물들이 치매 치료에 일부 효과를 보이고 있으며, 항정신병약물이나 항우울제 등으로 불안, 우울증, 망상과 환각, 수면장애를 완화하는 데 도움을 준다. 그러나 이 약물들의 약효는 사람에 따라 편차가 크며 효과가 없는 경우도 있다.

그래서 계속 강조되는 것이 치매 조기 발견과 예방이다. 미리 예방할 수 있다면 치료율이 높아지고 심적, 물리적, 경제적 부담도 월등히 줄일 수 있다. 치매를 예방하기 위해서는 신체적 건강을 잘 유지하는 것이 기본이다. 특히 뇌혈관 질환을 일으킬 수 있는 고혈압, 당뇨, 비만, 고지혈증, 흡연 등을 멀리하는 것은 혈관성 치매뿐 아니라 알츠하이머성 치매의 예방과 치료에도 도움이 된다. 이때 금연은 필수다.

혼자 있는 것보다는 취미 활동이나 친목 모임에 적극 참여하는 것이 좋은데, 관계를 맺으며 타인과 감정을 교류하는 것은 뇌의 기능을 촉진할 뿐 아니라 인지건강에 도움이 된다. 머리를 많이 쓰는 활동도 필요하다. 지적인 활동과 알츠하이머성 치매 발병률과의 상관관계를 연구한 여러 조사에 따르면 독서, 바둑, 카드놀이, 글쓰기, 산수, 악기 연주, 그림 그리기 등을 꾸준히 하는 사람이 그렇지 않은 사람보다 치매 발병률이 낮은 것으로 나타났다.

하루에 30분씩 꾸준히 걸어도 치매 예방에 도움이 된다고 한다. 규칙적인 운동으로 뇌의 혈액 순환을 촉진해줘야 하는데, 강한 에너지를 소모하는 운동보다는 걷기나 가벼운 산책 등이 좋다. 주 3회에서 5회 정도 꾸준히 하면 더 효과적이다. 치매 예방을 위한 걷기운동에 대해서는 3장과 4장에서 자세히 다룰 것이다.

그 외에 명상도 인지기능을 높이는 데 도움이 된다. 비타민D 섭취와 세로토닌 분비에 도움을 받기 위해 햇볕을 쬐는 것도 좋다. 물론 적절한 영양 섭취는 필수다. 오메가3, DHA, EPA, 리놀렌산과 같은 좋은 지방이 함유된 고등어, 꽁치, 정어리, 삼치 등 등 푸른 생선이나, 견과류, 아마씨, 잡곡밥 등이 좋다. 또 자두, 블루

베리, 딸기, 케일 등 신선한 과일과 야채도 자주 섭취하자.

중앙치매센터의 조사에 따르면, 2017년 기준으로 국내 65세 이상 인구 10명 중 1명꼴로 치매를 앓고 있다. 65세 이상 치매 유병률은 2018년 들어 10퍼센트대로 올라섰다. 게다가 치매는 노인들의 전유물이라 할 정도로 노인의 비중이 높았지만 젊은 치매도 무시할 수 없는 숫자다. 65세 미만의 젊은 치매 환자가 약 2만 명으로, 치매 환자의 약 4퍼센트를 차지한다.

☑ 의학적 근거 수준이 A등급(최고)인 수칙

인지건강수칙	수칙 세부 내용	치매 위험도
사회활동을 활발히 하라	• 친구를 많이 사귀고 자주 만나라. • 친척과 친구들은 최소 한 달에 한 번 이상 만나라. • 다양한 단체활동에 적극 참여하라. • 여가생활을 충분히 즐겨라.	• 혼자 지내는 사람이 치매에 걸릴 위험도가 1.5배 높다. • 지인들과 한 달에 한 번 이상 만나는 사람이 치매에 걸릴 위험도가 15% 낮다. • 단체활동을 지속적으로 하면 치매에 걸릴 위험을 15% 낮춘다.
적극적으로 두뇌활동을 하라	• 신문, 잡지, 책을 많이 읽어라. • TV 시청을 줄이고 라디오 청취를 늘려라. • 컴퓨터, 악기 등 새로운 것을 배우고 경험하라. • 퀴즈, 카드게임 등 뇌를 자극할 수 있는 다양한 활동을 하라.	• 독서를 하면 인지장애 위험을 20% 낮춘다. • 독서나 글쓰기를 하지 않는 사람이 치매에 걸릴 위험은 4배 증가한다. • 두뇌활동을 많이 하는 일을 하면 인지장애 위험을 30% 낮춘다.

인지건강수칙	수칙 세부 내용	치매 위험도
규칙적으로 운동하라	• 1주일에 3회 이상 걷되 가급적 많이 걸어라. • 숨차고 땀나는 운동을 1주일에 3회 이상 하라. • 다양한 스포츠를 즐겨라. • 과도한 운동은 금물, 병이 있을 땐 의사와 상의하라.	• 1주일에 3회 이상 걷는 것만으로도 인지장애와 치매 위험을 각각 33%, 31% 낮춘다. • 한 달에 30분 이하만 운동하는 사람은 10년 후 인지기능이 떨어질 위험이 3.5배 증가한다. • 규칙적인 운동은 알츠하이머병, 치매에 걸릴 위험을 31% 낮춘다.
절주하라	• 과음과 폭음을 삼가라. • 술을 마시더라도 한 번에 한두 잔으로 제한하고 일주일에 3회를 넘기지 마라. • 소량의 음주라도 즐겁게 마셔라. • 사람에 따라 소량의 음주도 치매 위험을 높일 수 있으니 의사와 상의하라.	• 과음과 폭음은 인지장애의 위험을 1.7배 높인다. • 중년부터 과음과 폭음을 하면 노년기에 인지장애가 나타날 위험이 2.6배 높아진다. • 치매 위험을 높이는 유전자를 가진 사람이라면 한 달에 1회 음주로도 치매 위험이 7.4배 증가한다.
뇌가 건강해지는 식사를 하라	• 오메가3 지방산이 많이 든 정어리, 참치, 고등어, 꽁치, 삼치, 연어를 자주 먹어라. • 녹황색 채소와 과일, 우유를 자주 먹어라. • 수분을 충분히 섭취하라. • 육류와 같은 고지방 식품 섭취를 줄이고 체중을 관리하라.	• 생선을 자주 먹으면 치매 위험을 60%, 알츠하이머병 위험을 70% 낮춘다. • 채소와 과일을 자주 먹으면 치매 위험을 30% 낮춘다. • 물, 커피, 녹차, 주스 등을 자주 마시면 치매와 알츠하이머병 위험을 최대 70%까지 낮춘다.

☑ 의학적 근거 수준이 I등급(불명확)인 수칙

인지건강수칙	수칙 세부 내용	치매 위험도
금연하라	• 흡연을 아예 시작하지 마라. • 여성 흡연자가 남성 흡연자보다 치매 위험이 높으니 여성은 금연을 꼭 하라. • 흡연을 줄이는 것만으로는 부족하다 반드시 끊어라. • 당장이라도 금연하라.	• 25~30년 흡연하면 알츠하이머병 위험이 250% 증가한다. • 여성의 경우 흡연자가 비 흡연자보다 나중에 인지기능 감소할 위험이 2.9배 증가한다. • 금연 후 6년 이상 지나면 인지장애 위험이 41% 감소한다.

표 2-5 치매 예방을 위한 인지건강수칙

※ 자료 출처 : 보건복지부, 질병관리본부, 노인성치매임상연구센터

Chapter 06

누구도 방심할 수 없는 치매

치매는 뇌에 생기는 병으로, 다양한 후천적 원인으로 인해 정상적으로 생활을 해오던 사람에게 나타난다. 기억력을 비롯해 여러 가지 인지기능의 장애가 나타나 일상생활을 혼자 하기 어려울 정도로 심한 영향을 준다.

중앙치매센터 조사에 따르면, 치매 환자 중에서는 뇌세포 속에 독성물질이 쌓여 생기는 알츠하이머성 치매가 가장 흔했고, 뇌혈관 질환이 원인인 혈관성 치매가 그다음으로 많았다. 특히 치매 환자 중 알츠하이머성 치매가 2008년에는 70.7퍼센트였다가 2016년에는 74.4퍼센트로 더 늘어난 반면 혈관성 치매는 24.4퍼센트에서 8.7퍼센트로 대폭 줄어들었다. 그 이유는 뇌졸중 등 심뇌혈관 질환에 대해 높아진 관심 덕분에 그만큼 예방 치료가 늘어나서인 것으로 보인다.

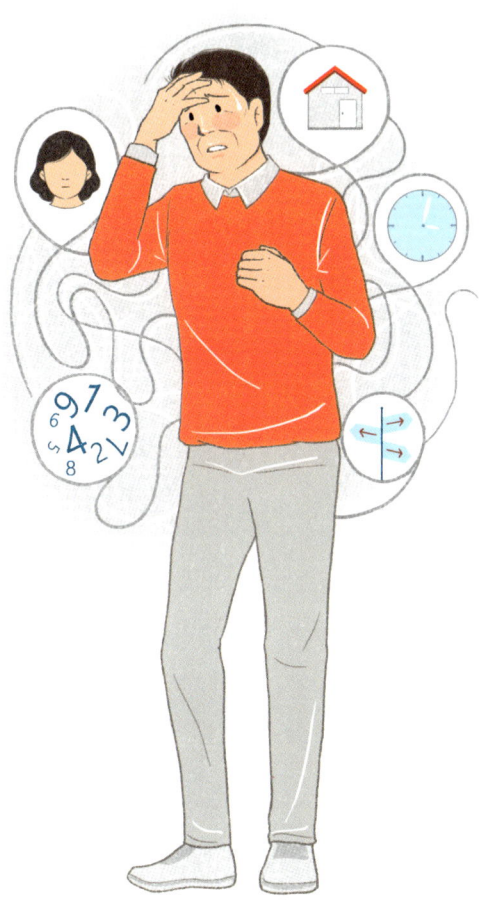

단계별로 달라지는
치매의 증상

나이 들수록 대체로 치매 위험이 높아지지만, 학력이나 경제 상황도 발병률에 영향을 미친다. 60~64세에 비해 75~79세의 치매 위험은 5.8배, 80~84세는 위험은 17.5배 급증했다. 남성보다 여성이 치매 위험이 조금 더 높고, 글을 못 읽거나 못 쓰는 사람 혹은 무학無學일수록 치매 위험이 더 높았다. 배우자와의 사별, 이혼, 우울증세, 경제적 빈곤도 치매 위험을 높이는 요소다.

앞서 치매는 어느 순간 갑자기 걸리는 병이 아님을 말했다. 그런 이유로 단계별로 서서히 증상이 나타나며 그 증상 또한 조금씩 달라진다. 치매 단계별 증상을 세심하게 알아둔다면 초기 증상이 나타났을 때 빨리 알아챌 수 있을 것이다.

▶▶ 초기 증상

가족이나 동료들이 문제를 발견하고 알아차리기 시작하지만, 아직은 혼자서 일상생활을 할 수 있는 수준이다.

- 물건을 어디에 뒀는지 몰라서 찾아 헤맨 적이 있다.
- 예전 일은 잘 기억하는 반면 최근의 일을 잊어버린다.

- 음식을 하다가 불 끄는 것을 잊어버려 자주 태운다.

- 메모해두지 않으면 중요한 약속을 잊어버린다.

- 조금 전에 했던 말을 반복하거나 질문을 되풀이한다.

- 대화 중 정확한 단어가 떠오르지 않아 '그것', '저것'으로 표현하거나 머뭇거린다.

- 방향 감각이 떨어져 길을 자주 잃거나 자주 가던 곳도 헤맨다.

- 관심과 의욕이 없고 매사에 귀찮아한다.

▶▶ 중기 증상

치매라는 것을 쉽게 알 수 있는 단계로, 어느 정도 타인의 도움 없이는 혼자서 지낼 수 없는 수준이다.

- 옷 입기 등 익숙한 일이 서툴러진다.

- 돈 계산을 못하고, 전화, TV 등 가전제품을 조작하지 못한다.

- 불안, 초조, 피해망상 등의 증상이 나타난다.

- 오늘이 며칠인지, 지금이 몇 시인지 모르며, 어떤 계절인지, 자신이 어디에 있는지 등을 파악하지 못한다.

- 가족은 알아보지만 평소 잘 알고 지내던 사람들을 혼동하기 시작한다.

- 다른 사람의 말을 이해하지 못해 엉뚱한 대답을 하거나, 대답을 못한 채 머뭇거리거나 화를 낸다.

인지기능이 현저히 떨어지고 정신행동 증상과 신경학적 증상 그리고 신체적 합병증이 동반된다. 독립적인 생활이 불가능하다.

- 시간과 장소에 대한 기억뿐 아니라 대부분의 기억이 상실된다.
- 식사, 세수하기, 옷 입기, 대소변 가리기 등 일상적 행위에 대해 완전히 다른 사람의 도움이 필요하다.
- 자녀나 배우자 등 가족을 알아보지 못한다.
- 혼자 웅얼거리거나 말을 전혀 하지 못한다.
- 의미 있는 판단을 할 수 없고 간단한 지시도 따르지 못한다.
- 근육이 굳어지고 보행 장애가 나타나 거동이 힘들어진다.
- 대소변 실금, 욕창, 폐렴, 요도 감염, 낙상 등으로 모든 기능을 잃고 누워 지낸다.

치매는 노인의 병?
젊다고 방심하다 큰코 다친다

혈관이 막히거나 뇌가 손상돼 생기는 혈관성 치매나 뇌종양에 의한 치매는 노인이 돼야 생기는 것은 아니다. 젊어서 생기는 치매는 유전적 요인이 5~10퍼센트를 차지하며, 부모 중 1명이라도 치매가 있다면 자식 중 50퍼센트는 치매가 발병한다. 특히 20~30대 치매는 유전적 요인이 강하기에 자주 검사하고, 다른 사람들보다 더욱 신경 써서 관리하는 것이 좋다.

젊은 층에서 가장 많이 나타나는 것은 알코올성 치매다. 이는 술의 독소가 반복적으로 뇌를 공격한 것이 원인이다. 독소가 기억을 담당하는 해마를 공격해 기능을 훼손하고 기억력을 감퇴시키킨다. 전체 치매 환자의 10퍼센트 정도를 차지한다.

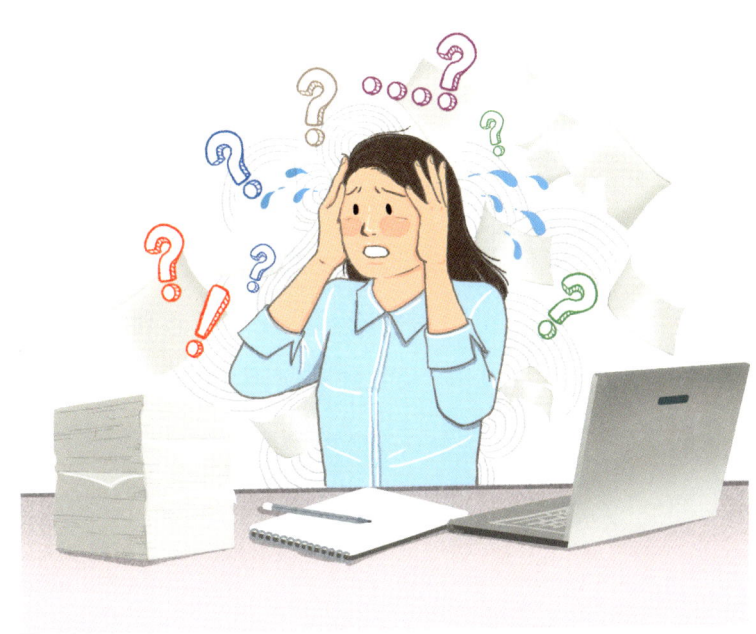

최근에는 '디지털 치매'도 문제다. 스마트폰이나 컴퓨터 등 디지털 기기에 익숙한 10~30대의 기억력과 계산 능력이 심각하게 떨어지고 있다. 물론 전자 기기 의존도를 줄이면 회복할 수 있어 의학적으로 치매 질환에 포함하진 않는다. 하지만 방심은 금물. 이런 생활습관이 오래되어 굳어지면 치매 질환으로 이어질 수 있으니 생활습관을 바꾸는 노력이 필요하다.

알 듯 모를 듯한 치매, 종류별 증상과 특징

치매는 기억력, 언어 능력, 시공간 구성 능력 등 인지기능의 장애가 생기는 질병이다. 이로 인해 일상생활에 문제가 생기고 타인과 대화가 불가능하거나 사회생활을 할 수 없게 된다. 증상이 심해지면 오랜 시간을 함께한 배우자와 자녀도 알아보지 못하고 대소변도 못 가리는 등 인생 전반이 무너지기 시작한다.

치매 종류는 매우 다양하다. 알츠하이머성 치매Dementia of the Alzheimer, 혈관성 치매Vascular Dementia, 파킨슨 치매Parkinson's Dementia, 픽병Pick's Disease(전두측두엽치매=이마관자형 치매), 크로이츠펠트-야콥병Creutzfeldt - Jacob Disease, 루이소체 치매Diffuse Lewy Body Disease,

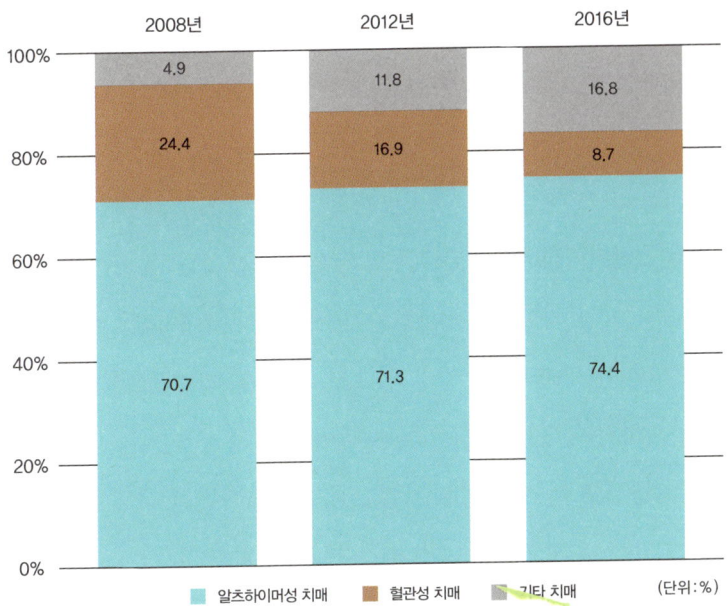

표 2-6 치매 유형별 분포

※ 자료 출처 : 중앙치매센터, 「2016~17년 전국 치매역학조사」 결과 발표

진행성 핵성마비Progressive Supranuclear Palsy, 빈스방거병Binswanger Disease, 다운증후군 치매Down's Syndrome Disease, 우울성 가성 치매, 알코올성 치매, 초로기 치매 등이 있다.

치매, 알츠하이머병, 파킨슨병은 특징이 비슷한 질환이라 이를 구분하기가 쉽지 않다. 간단하고 단순하게 설명하자면 치매는 퇴행성 신경계 뇌 질환을 아우르는 가장 큰 상위 개념이라고 보면 된다.

▶▶ 알츠하이머성 치매

알츠하이머성 치매는 가장 흔한 치매인데, 65~75퍼센트의 치매 환자가 이에 속한다. 노인성 치매로 거의 65세 이상에서 발병하며 서서히 진행되는 퇴행성 뇌 질환이다.

뇌신경세포 사이에 베타 아밀로이드가 쌓이면서 뇌의 정상적인 기능이 저하되고 알츠하이머성 치매를 유발한다. 실제로도 알츠하이머성 치매 환자들의 뇌를 살펴보면, 베타 아밀로이드가 비정상적으로 축적되어 있음을 볼 수 있다. 검버섯과 신경섬유다발이 얽혀져서 신경 조직을 죽인다.

가족력이 30퍼센트 정도 되는 질병이다. 알츠하이머성 치매의 증상으로는 건망증이 있고, 측두엽 손상으로 인해 최근 일이 잘 기억나지 않는 증상을 보인다. 반면 과거의 사건은 최근 일에 비해 잘 기억한다. 특히 알츠하이머성 치매가 가장 두려운 이유는 현재의 모든 신체 질환 중에서도 10대 사망 원인이 되고 있지만 뾰족한 해결방안이 없다는 데 있다.

▶▶ 혈관성 치매

뇌혈관 질환으로 인한 뇌 조직이 손상을 입어 발생한다. 고혈압과 동맥경화로 혈관이 막히거나 터지면 뇌졸중이 오는데 그 후유증을 말한다. 혈액량이 줄면 여러 가지의 영양소와 호르몬의 전달이 어려워져 치매가 발병된다.

대체로 갑자기 증상이 나타나 악화되는 특징이 있다. 만일 중풍을 앓고 난 후 갑자기 인지기능이 떨어졌다면 혈관성 치매를 의심할 필요가 있다. 알츠하이머병에 의한 치매와 달리 초기부터 한쪽 마비, 안면 마비, 한쪽 시력 상실, 보행 장애, 요실금 등의 신경학적 이상이 나타날 수 있다.

혈관성 치매는 다른 치매와 달리 예방률이 높기 때문에 조기 발견이 특히 중요하다. 무엇보다 뇌혈관 손실을 유발하는 음식이나, 생활습관을 삼가야 한다. 잘못된 습관으로 뇌졸중, 고혈압과 같은 혈관 질병이 생겨 치매가 악화될 수 있기 때문에 주의하는 것이 좋다.

▶▶ 파킨슨병 치매

파킨슨은 신경전달물질인 도파민 세포가 감소하여 나타나는 질환이다. 파킨슨병이 먼저 나타나고 이후 치매로 발전하는 것이 파킨슨병 치매다. 파킨슨은 운동신경 이상으로 인해 몸이 굽고 손발이 떨린다. 움직이는 데에 불편을 겪을 뿐 치매처럼 지능이 떨어지거나 성격이 변하지는 않는다.

파킨슨병도 신경계 퇴행성 뇌 질환으로, 환자의 약 70퍼센트 정도가 초기에 뇌졸중 혹은 치매로 진단받아 치료를 받은 경험이 있다고 한다. 하지만 뇌졸중과 파킨슨병 치매는 전혀 다른 병이므로, 정확한 진단을 위해 초기에 검사를 받는 것이 중요하다.

▶▶ 전두측두엽 치매

갑자기 욱 하며 화를 낸다거나 충동적인 행동을 하는 등 충동조절능력이 떨어지고 감정 기복이 심해진다. 물건을 수집하는 등의 집착적이고 반복적인 행동, 비상식적인 행동을 하는 이들도 있다. 그래서 과거에는 우울증이나 정신분열증, 알츠하이머와 혼동하기도 했다.

단어 기억력이 떨어져 언어 사용이 원활하지 못해서 사회적 소통에 어려움을 느끼므로, 의사 표현이 정확하지 않다. 60세 이하 연령에서 많이 나타나며 평균 발병 연령은 52~64세다. 가족력,

두부 손상의 이력이 있을 경우 많이 나타난다.

▶▶ 루이소체 치매

신경세포에 알파-시누클레인Alpha-synuclein이라는 단백질 덩어리인 루이소체가 축적되면서 나타나는 신경퇴화장애다. 기억력을 상실하는 알츠하이머와 다르게 주의력, 실행력, 시공간 기능에 먼저 장애가 나타난다.

최근 연구결과 루이소체 치매 발병 전에 'REM 수면행동장애'를 보이는 이들이 많은 것으로 밝혀졌다. 꿈에서 달리거나 뛰어내리거나 주먹질하는 행동을 하면 자면서 실제로도 그 행동을 하는 편이다.

▶▶ 알코올성 치매

알코올성 치매는 말 그대로 지속적이고 과도한 술의 섭취가 뇌 손상의 주요 원인이 돼서 발생하는 질환이다. 알코올은 신경세포에 안 좋은 영향을 주는데, 오랜 기간 지나친 음주를 하면 뇌가 쪼그라든다. 뇌가 위축되면 제 기능을 못하므로 기억력이 급격히 떨어지고 필름이 끊기는 '블랙아웃'이 일어난다.

1주일 중 3일 이상 술을 마신다면 알코올성 치매인지 여부를 스스로 체크해보는 게 좋다. 소량의 알코올이라 해도 뇌에는 큰 영향을 미칠 수 있고, 최근에는 알코올성 치매의 발병 연령이 낮아지는 추세라 방심할 수 없다. 알코올성 치매는 노인성 치매보다 진행 속도가 빠르기 때문에 더 위험하다. 무엇보다 한국의 연간 술 소비량은 세계 15위이며, 알콜성 치매 발병률은 세계 1위다. 그러니 남의 일로 치부할 게 아니라 자신부터 점검해보자.

Chapter 07

탁월한 리더가
치매를 만났을 때

최근 정계 리더들이 정신 질환이나 치매에 걸렸음을 밝히고 사퇴하는 일들이 종종 일어나고 있다. 호주의 제프 갤럽 총리는 자신이 우울증 진단을 받았다고 밝히고 사퇴했다. 이 사실을 숨길 수도 있었지만 정상적인 정계 활동이 어렵다고 판단한 것이다. 정계은퇴 후의 일이지만 레이건 역시 자신이 알츠하이머를 앓고 있음을 밝히고, 병에 대한 이해를 높이는 데 앞장섰다.

일반인들에게도 정신건강은 중요한 것이지만 정치인이나 기업인처럼 조직을 이끄는 리더의 정신건강은 국가, 기업, 조직의 명운을 결정하는 데 중대한 영향을 미치기에 더욱 중요하다.

남북 분단이
치매 때문이라고?

1945년 열린 얄타회담에서는 남북 분단이 결정되었다. 그런데 사실 남북이 나뉜 것은 '치매' 때문이라는 이야기가 있다. 이야기인즉슨 이렇다. 루스벨트 대통령은 성격이 철저하고 꼼꼼해서 연설에 사용될 단어 선택부터 사소한 것까지 까다롭게 준비하던 사람이다. 그러나 2차 대전 이후 세계의 평화와 권력 관계를 결정짓는 얄타회담에서는 전혀 달랐다. 스탈린에게 끌려 다니며 횡설수설했다. 미국 대통령을 세 번이나 할 정도로 탁월했던 리더에게 무슨 일이 일어난 것일까?

치매가 문제였다. 이미 고혈압 진단을 받은 루스벨트는 정권 후반에는 혈관성 치매로 인지기능 이상을 보였다. 그러나 루스벨트의 인지장애가 세계대전 전후 처리에 심각한 문제를 불러일으킬 것이라고 예상하거나 의문을 제기한 사람은 없었다.

얄타회담에 함께한 처칠 역시 치매를 앓다 죽었다. 화려한 말솜씨와 탁월한 정치협상력을 지닌 그는 영국 국민들의 영웅이었으며, 노벨문학상을 수상한 작가였다. 하지만 만성 고혈압 환자인 그가 음주와 흡연을 즐겼으니 치매의 위험은 더욱 컸을 테다. 무엇보다 세계대전의 소용돌이 속에서 흔들리는 영국, 그 극심한 스트레스는 건강에 치명상을 입혔음이 분명하다.

이후 스탈린 소련 서기장도 치매 환자였다는 연구결과가 발표됐다. 2004년 7월, BBC는 '1, 2차 세계대전 당시 주요국 정상이 치매 때문에 정상적인 판단을 내리지 못했을 가능성이 있다'는 연구결과를 보도했다. 1945년 2월, 이들이 한반도 문제 등을 논의할 당시, 모두 치매 때문에 합리적인 협상을 하지 못했을 가능성이 크다는 게 영국 헤이우드병원 정신과 전문의 엘 님 박사의 설명이다. 한 국가의 운명, 나아가 세계 평화를 좌우하고 결정짓는 이들이 모두 치매환자였다니 생각만으로도 아찔한 일이다.

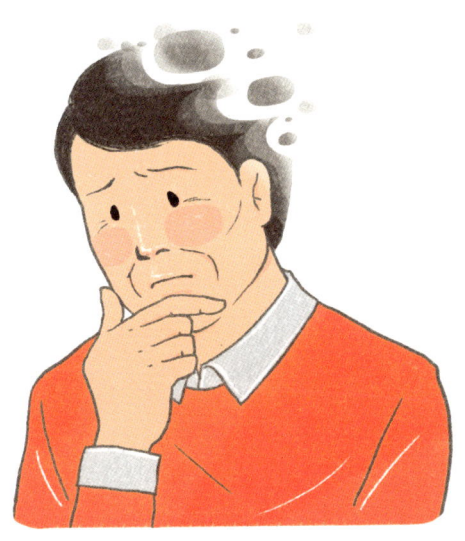

지적 능력이 높을수록
치매를 더 잘 숨긴다

실제로 해외 정계를 살펴보면 정신질환을 앓거나 우울증, 치매에 시달린 이들이 많다. 그중에는 치매로 인해 개인의 삶뿐 아니라 국가적, 국제적 문제에서 실수를 범한 케이스도 있다.

영국 정치인 중 치매를 앓은 사람이 또 있다. '철의 여인'으로 불렸던 마거릿 대처 전 영국 수상도 정계 은퇴 후 치매를 앓았다. 영화배우 출신의 대통령 로널드 레이건 역시 1994년에 알츠하이머 진단을 받았고, 이를 담화문으로 발표했다.

"친애하는 국민 여러분! 나는 최근에 내가 알츠하이머병에 걸린 수백만 국민 가운데 한 명이 되었다는 이야기를 들었습니다. (…) 내가 알츠하이머병에 걸렸다는 사실을 여러분에게 알림으로써 이 병에 대한 보다 많은 관심이 유발되기를 진심으로 바랍니다."

많은 이들이 치매에 관해 하는 오해 가운데 하나가, '지적 능력이 높으면 치매에 걸리지 않는다'는 것이다. 하지만 그렇지 않다. 지적 능력이 좋다고 치매에 걸리지 않는 건 아니다. 오히려 탁월한 지적 능력 때문에 치매에 걸린 사실을 교묘히 숨겨 주변인들이 더디게 알아챌 위험이 있다.

사회 리더 그룹에 속했던 이들은 대부분 치매에 걸린 사실을 숨긴 채 살아간다. 조직의 수장이었던 이들에게는 치매 발병이 '사회적 사망선고'나 다름없게 여겨지기 때문이다. 이처럼 중요한 자리에 있는 이들이 치매를 숨기고 쉬쉬하다 보니 폐해 역시 크게 나타난다. 얄타회담을 이끈 3인의 사례가 그 대표적인 예다.

치매는 질병의 하나이기에 수치로 여기거나 사회적 낙인을 찍는 분위기를 바꿔야 한다. 정신건강에 이상을 느낀다면 권한과 지위를 내려놓는 용단이 필요하다. 판단력이나 의사결정능력, 종합적 사고력 등이 건강했던 젊은 시절과 비교해 현저히 떨어졌는데도 계속 자신의 자리를 고수하다가는 많은 사람들을 고통에 빠뜨릴 수 있다.

당당히 자신의 병을 밝힌 레이건, 제프 갤럽의 태도는 많은 것을 시사한다. 엘 님 박사의 말처럼 치매에 걸린 국가 지도자들이 조기 진단과 치료를 받았다면 분명 해당 국가와 전 세계의 운명은 달라졌을 것이다.

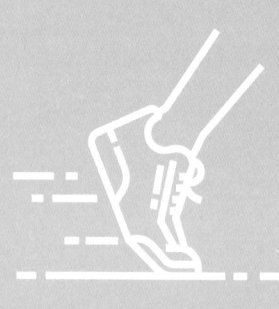

3장

걸음걸이만 바꿔도
뇌가 살아난다

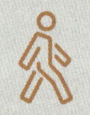

WALKING SPEED

인간의 신체는 운동이 부족하면 근력이 약해지는데,
하체 근육이 감소하면 신체건강뿐 아니라 뇌와 인지기
능도 그만큼 감소한다. 적절한 운동과 꾸준한 걷기야말
로 몸과 뇌의 건강을 지켜주는 특효약이다.

Chapter 01
걷지 않아서
아픈 현대인들

현대인들은 여러 가지 질병을 달고 산다. 병원을 너무 멀리 해도 문제지만 무조건 병원에만 의지하거나 약물을 오남용하는 것도 건강에는 좋지 않다. 특히 감정, 기억, 치매, 뇌의 문제에 있어서는 거의 약물에만 의존해왔고 생활습관을 바꾸거나 신체활동과 운동을 통한 치유 및 치료에는 매우 소극적이었다.

《운동화 신은 뇌》에 따르면, 2000년 듀크 대학 과학자들이 〈뉴욕 타임스〉에 운동이 항우울제 졸로프트보다 더 효과적이라는 연구결과를 발표했다고 한다. 운동이 정신건강과 인지력에 도움을 준다는 것이다.

약 먹지 말고
두 발로 걷자

세계보건기구WHO는 '하루 30분씩만 운동하면 당뇨, 심장병, 뇌졸중의 위험에서 벗어날 수 있다'는 운동 권고문을 발표했다. 하루 30분씩 1주일에 5번의 걷기(530운동)만으로도 우리 건강은 훨씬 좋아질 수 있다. 걷기에는 심장마비, 당뇨, 골다공증의 발병 가능성을 낮추고, 고혈압, 관절염뿐 아니라 우울증까지 치료해주는 탁월한 효능이 있다.

미국 외과의사협회에 따르면 규칙적으로 걷기운동을 하면 대장암에 걸릴 확률이 50퍼센트 가까이 줄어들었으며, 하버드 대학 연구 결과 걷기는 유방암에 걸릴 확률을 20퍼센트 낮춰주었다. 이런 결과를 놓고 보면 현대인들이 아픈 것은 몸을 움직이지 않고 앉아 있거나, 너무 걷지 않아서인 듯하다.

사람의 손길이 닿지 않는 시골의 폐가를 보면 기울어진 건물에 온갖 잡풀이 무성한 걸 볼 수 있다. 이처럼 모든 신체기관을 담고 있는 몸 또한 사용하지 않고 방치해두면 폐가처럼 금세 낡아버린다. 버려진 집에 잡풀이 더욱 잘 자라듯 건강관리와 운동에 소홀한 사람들은 순식간에 건강이 나빠지거나 질병으로 고통 받을 위험에 놓이게 된다. 내 몸을 폐가로 만들 것인지 깔끔하고 튼튼하게 잘 관리된 집으로 만들 것인지는 상당 부분 우리 자신의 노력에 달려 있다.

현대인의 대표적인 생활습관병은 당뇨, 고혈압, 고지혈증이다. 탄수화물이 주가 되는 당질 위주의 생활습관이 만들어낸 병이랄 수 있다. 인간의 신체는 운동 부족 현상이 계속되면 근력이 약해지고 신체의 움직임이 둔해져 체중과 체지방이 증가한다. 게다가 노화의 진행 속도가 빨라져 신체 기능에 이상이 왔을 때 병에 대한 저항력이 떨어진다.

세계보건기구에 따르면 10대 사망 원인 중 1위가 심장 질환, 2위가 뇌졸중인데 전 세계 사망자 3명 중 1명이 뇌 질환으로 사망한다. 그리고 이런 질환들을 일으키는 주요 요인으로 꼽힌 것이 바로 운동 부족이다. 이처럼 운동 부족이 사망 위험을 2배 가까이 높이는 데도 세계 인구의 60~70퍼센트가 운동을 충분히 하지 않는 게 지금의 현실이다.

운동량이 부족할 경우 심폐기능이 약해져 체력과 지구력이 떨어지고, 체내에서 소모되지 못한 칼로리는 비만의 원인이 된다. 특히 혈액에 지방이 쌓여 탁해지면 동맥경화증을 일으키고 이는 뇌경색, 심근경색, 뇌출혈 등의 질병을 불러온다. 40대 이후 돌연사하는 이들을 보면 운동 부족이 원인인 경우가 꽤 많다. 혈액에 쌓인 지방 덩어리가 혈관을 막아 고혈압이나 협심증 등을 야기하기 때문이다.

아직도 많은 사람들이 잘못된 생활습관을 개선하거나 운동을 통해 건강을 지키는 데 소홀하며 '아직 괜찮다'면서 자신을 과신한다. 그러고는 검증되지 않은 건강보조식품과 치료법에 의존해 단시간에, 보다 쉽게 건강을 얻으려 한다. 하지만 건강은 노력 없이 얻어지는 것이 아니며, 한순간에 좋아지거나 회복할 수도 없다.

행복하고 건강한 삶을 원한다면 약물보다는 운동에 투자하자. 돈도 거의 들지 않고 리스크도 적으니 어려울 것 없다. 하루 30분, 가벼운 걷기만으로도 충분하다.

현대인의 문제는 근력 감소

나이 든 어르신들의 경우 기운이 없다, 기운이 떨어진다는 말을 자주 한다. 이는 노화로 인해 근력이 약화되어 나타나는 증상이다. 인간의 근육은 20세부터 시작해서 40세까지 최대치를 유지하고, 성장기 마지막 단계인 26세에 최고조에 달한다. 그 이후부터 40세까지는 근육량을 유지하다가 40세를 넘어서면 근육의 크기와 양이 줄어들기 시작한다.

건강한 사람의 경우 20~30대 때는 근육이 몸무게의 35~40퍼센트(여성은 30~35퍼센트)를 차지한다. 그러다 40세 이후 70세까지는 근육량이 10년에 약 8퍼센트씩(매년 약 0.8~1퍼센트) 줄어든다. 70세가 넘으면 10년에 15퍼센트씩 감소해 근육량이 급격히 줄어드는데, 80대가 되면 20대 시절 근육량의 반밖에 남지 않는다. 가장 먼저 줄어드는 것은 복근, 등 근육, 가슴 근육, 엉덩이 근육, 넓적다리 근육처럼 큰 근육들이다.

아무리 성능이 좋은 자동차라 해도, 차체가 녹슬어 약해지면 수시로 고장 나거나 곧 폐차해야 할 상황에 처한다. 사람의 몸도 마찬가지다. 평소 관리를 전혀 안 하고 험하게 함부로 사용하면 빨리 노쇠한다. 노화가 빨라지는 50대 이후부터 급격히 몸이 약해지기 시작해 70~80대에 들어서면 근력 부족으로 건강에 심각한 문제가 생긴다.

나이를 먹으며 근육의 양이 줄어드는 것은 자연스러운 현상이지만, 급격한 근육량 감소는 질병과 수명에 악영향을 미친다. 그런 이유로 세계보건기구는 2017년에 근감소증에 질병코드를 부여하고 정식 병명으로 인정했다. 근감소증은 근육 자체의 문제뿐아니라 뼈, 혈관, 신경, 그 외 내장기관 등 신체 전반에 걸쳐 영향을 미치기에 대수롭잖게 여길 문제가 아니다. 근육이 힘을 잃어지지 역할을 하지 못하면 뼈도 같이 약해지는데, 심할 경우 골다공증이 올 수 있다. 약화된 근육이 노쇠를 불러와 일어서기, 걷기 등의 일상생활도 힘들어진다. 근육량이 줄면 신체 회복력이나 면역력도 함께 떨어져 감염병에 걸릴 위험도 커진다.

그뿐 아니다. 간에 지방이 쌓이고 심장이 비대해질 위험이 있으며, 췌장의 인슐린 분비를 방해해서 당뇨가 온다. 비만이면서 당뇨가 있는 경우 근감소증이 잘 생기기도 한다. 근육이 혈관과 신경에 충분한 에너지를 전달하지 못하면 그만큼 인지기능도 떨어지게 되므로, 치매 발병 위험도 증가한다. 근육량이 줄어드는 것으로 인해 머리부터 발끝까지, 몸 전체에 총체적인 문제가 생겨나게 된다.

우리나라의 경우 65세 이상 인구 중 약 24~25퍼센트가 근감소증에 해당한다. 노년층에서 나타나는 근감소증은 낙상, 골절, 입원, 사망 등의 위험이 늘어나고 삶의 질도 떨어지기에 특히 위험하다. 근감소증을 예방하려면 젊은 시절부터 근육을 키우고 유지하는 습관을 들여야 한다. 특히 인체 근육의 65~70퍼센트가 몰려있는 하체의 운동에 주력하는 것이 좋다.

그렇다면 내가 근감소증인지 여부를 어떻게 확인할 수 있을까? 몇 가지 질문에 답하는 간단한 설문조사로 손쉽게 자가진단을 할수 있다. 다음의 설문지에 답하고, 점수를 합산해 근감소증 여부를 확인해보자.

질문	답변
1. 무게 4.5㎏(9개 들이 배 한 박스)을 들어 나르는 것이 얼마나 어렵나?	전혀 어렵지 않다=0
	좀 어렵다=1
	매우 어렵다/할 수 없다=2
2. 방 안 한 쪽 끝에서 다른 쪽 끝까지 걷는 것이 얼마나 어렵나?	전혀 어렵지 않다=0
	좀 어렵다=1
	매우 어렵다 · 보조기를 사용해야 가능하다 · 할 수 없다=2
3. 의자(휠체어)에서 일어나 침대(잠자리)로, 혹은 침대(잠자리)에서 일어나 의자(휠체어)로 옮기는 것이 얼마나 어렵나?	전혀 어렵지 않다=0
	좀 어렵다=1
	매우 어렵다/도움 없이는 할 수 없다=2
4. 10개 계단을 쉬지 않고 오르는 것이 얼마나 어렵나?	전혀 어렵지 않다=0
	좀 어렵다=1
	매우 어렵다 · 할 수가 없다=2
5. 지난 1년 동안 몇 번이나 넘어졌나?	전혀 없다=0
	1~3회=1
	4회 이상=2점

채점 방법

1~4번 항목에서 자신이 '전혀 어렵지 않다'에 해당하면 '0점', '좀 어렵다'에 해당하면 '1점', '매우 어렵거나 할 수 없다'에 해당하면 '2점'을 매겨 5번 항목 점수와 모두 합한다.
합계 4점 이상이면 근감소증 가능성이 매우 높다.

표 3-1 한국형 근감소증 선별 질문지

※자료 출처 : 경희대병원 가정의학과 교수팀이 개발한 '근감소증 진단 기준'

Chapter 02

걷기야말로
가장 지적인 활동

루소, 니체, 칸트, 소로, 홉스, 아인슈타인… 익히 들어본 아주 낯익은 이름들이다. 이들의 공통점은 무엇일까? 바로 걷기를 사랑했다는 것. 그 업적만 놓고 보면 책상 앞에 앉아 책을 파고들며 연구에 몰두했을 것 같지만 그들은 걸으면서 사색하는 걸 최고로 즐겼다. 걷기를 통해 휴식을 취하고 건강을 지켰으며, 창의적 아이디어를 발현시켜 역사에 남을 탁월한 성과물을 만들어냈다.

오바마는 스포츠에 대한 열정으로 유명한데 선거 유세로 바쁜 기간에도 하루 90분씩 헬스를 했다고 한다. 게다가 농구를 무척 좋아해 평생 농구공과 함께 살았고, 백악관 입성 후에도 수시로 농구를 한 것으로 알려져 있다.

그 외에 전 세계 리더급 인물이나 탁월한 성과를 낸 이들 중에는 운동광이 많다. 카뮈는 축구를 좋아했고, 소설가 헤밍웨이는 아마추어 복싱선수였으며, 니콜라 사르코지 프랑스 대통령은 새벽 조깅을 즐겼다. 그들의 지도력과 성과가 단지 책상머리에서 나온 것이 아님을 증명하는 사례다.

그렇다면 걷기를 비롯한 운동이 머리를 좋아지게 하는 데에도 영향을 미쳤다는 의미일까?

운동이 해마의 기억력을 향상시킨다

우리 뇌에 있는 '해마'라는 부위는 기억과 학습능력을 담당한다. 이 해마가 손상되면 인지기능이 떨어지고, 자극과 신경신호의 전달체계가 나빠져 즉각 행동하지 못하게 된다. 노인들 몸의 움직임이 둔하고 공 같은 것이 날아와도 잘 피하지 못하는 건 이런 이유 때문이다. 특히 뇌에 치매를 유발하는 베타 아밀로이드라고 하는 단백질이 생겨나 신경신호의 통로를 막으면 신호 연결이 끊긴다. 그러면 인지기능이 떨어지고 몸이 뜻대로 움직이지 않게 된다.

그런데 운동을 하면 해마에 새로운 신경세포가 생성될 뿐 아니라, 기존 신경세포의 생존율을 높이기도 한다는 사실이 쥐 실험 등을 통해서 오래전 입증되었다. 이는 인간의 뇌 연구로 이어졌고, 운동이 인간 뇌에서 새로운 신경세포를 생성하는 데 영향을 미친다는 연구결과들이 속속 나오고 있다.

운동이 신경세포 생성을 촉진한다는 사실은 2007년 콜롬비아 대학교 스콧 스몰Scott Small 교수 연구팀이 최초로 입증했다. 연구팀은 운동이 뇌의 해마 속 '치아이랑Dentate Gyrus'이라는 영역에 새로운 뇌세포 생성을 유발한다는 것을 확인했다. 연구결과 운동을 한 사람들 뇌의 치아이랑에서는 모세혈관이 30퍼센트 정도 증가했고, 혈류량도 운동 전에 비해서 2배가량 증가했다.

이 연구를 시작으로 운동과 신경세포의 생성에 대한 연구는 계속 이어지고 있다. 2016년 미국 국립노화연구소의 신경학자 반 프락 박사는 운동할 때 근육에서 분비되는 '카텝신 B'라는 물질이 뇌로 전달되며, 이것이 뇌세포의 성장을 촉진한다고 밝혔다. 그에 따르면 한 달 동안 꾸준하게 운동한 사람들은 복잡한 회상 능력이 향상되었으며 우울감이 해소되었다.

미국 피츠버그 대학의 커크 에릭슨Kirk L. Erikson 교수의 연구결과도 비슷하다. 걷기가 학습과 기억 등에 중요한 역할을 하는 뇌의 해마를 키우고, 뇌신경생장인자BDNF, Brain Derived Neurotropic Factor

의 혈중 수치도 높인다고 했다.

뉴욕 대학교에서 뇌과학을 연구하는 웬디 스즈키^{Wendy Suzuki} 교수 역시 운동이 뇌의 건강에 도움이 된다는 내용을 TED 강연에서 발표했다. 운동은 도파민, 세로토닌, 노르아드레날린 등 신경전달물질의 분비를 촉진한다. 가벼운 운동을 하고 나서 머리가 맑아진다거나, 집중력이 더 좋아지는 것은 BDNF가 뇌신경세포를 활성화하고 시냅스를 단단히 연결해놨기 때문이다.

그런 이유로 성장기 아이들의 경우, 하루 종일 책상 앞에서 공부하는 것보다 틈틈이 운동을 해주는 것이 기억력과 학습력 향상에 도움이 된다. 걷기, 자전거 타기, 수영, 구기종목처럼 신체활동을 많이 할수록 BDNF가 더 많이 생성된다.

장기간 꾸준한 운동을 할 경우, 해마의 부피가 늘고 더불어 전전두엽 피질이 커져 뇌의 기능이 좋아진다. 운동은 BDNF를 분비시켜 소뇌 및 뇌량 등 뇌의 주요 부위 세포를 자극함으로써 뇌를 더 강해지게 만든다.

《운동화 신은 뇌》에서 언급한 네이퍼빌의 0교시 체육수업은 이를 실증적으로 보여주는 사례다. 0교시 체육수업 결과 네이퍼빌의 학생들은 체육수업을 하기 전보다 학업성취도가 향상되었다. 그뿐인가. 비만도 줄어들고 전반적인 건강 상태가 좋아졌으며 심지어 학교폭력까지 사라졌다.

스트레스는 기억력을 감퇴시키는 반면 운동은 스트레스를 풀어줘 기억력을 높이는 데 도움을 준다. 가벼운 걷기와 근력운동을 병행하면 우리의 뇌는 한층 더 젊고 건강해질 수 있다.

머리는 덜 쓰고 몸은 더 쓰자

"우리 몸은 과거 수렵·채집하던 시절과 달라지지 않았어요. 우리 뇌는 신체를 활발히 움직일 때 최상의 능력을 끌어내도록 진화했어요. 인류는 사냥하던 시절 끊임없이 움직이면서 고도의 집중력과 창의성을 발휘했습니다."

'운동시키는 정신과 의사'로 알려진 하버드 의과대학 정신의학과 존 레이티 교수의 이야기다. 그는 몸을 쓰지 않으면 뇌가 쪼그라들 수 있다고 경고한다. 고로 몸을 씀으로써 뇌를 단련해 노화를 막아야 한다는 게 그의 지론이다.

미국 〈노인의학회 저널Journal of the American Geriatrics Society〉에 발표된 연구결과에 따르면 걷기운동이 알츠하이머병에 걸릴 위험이 있거나 알츠하이머병에 걸린 노인들의 인지 건강을 높이는 데 효과적이라고 했다. 운동을 통해 기분 향상, 스트레스에 대한 탄력성, 정보 처리 속도, 주의력, 단기 기억력 및 인식 유연성 등 뇌의 기능이 향상되었다는 것이다.

현대인들은 삶의 균형이 많이 깨져 있는 상태다. 특히 과거에 비해 몸보다 머리 쓰는 일을 많이 하고, 걷거나 몸을 움직이는 일은 점점 줄어들고 있다. 이 불균형을 해소하는 방법은 생각보다 간단하다. 머리를 덜 쓰는 대신 몸을 더 쓰는 쪽으로 조금씩 방향을 바꾸면 된다.

특히 유산소운동인 걷기는 돈이 들지 않고 별도의 도구도 필요 없으며, 부상의 위험도 낮은 아주 쉽고 좋은 운동이다. 걷기는 직립보행을 하는 인간에게 기본적으로 발바닥 전체에 자극을 주어 혈액순환을 촉진시키고 노폐물을 제거하며 신진대사를 활발하게 해준다. 이처럼 쉽고 간단한 것을 피할 이유가 없지 않은가.

걷기와 운동의 중요성은 미국 신경학회에서도 인정한 사항이다. 최근 의사들을 위한 새로운 진료 지침에서 가벼운 인지기능장애 환자들의 기억력과 사고력을 향상시키기 위해 매주 두 번 운동하라는 처방을 내리도록 권고했다. 운동이 약물보다 훨씬 좋은 치료 방법이라는 것은 이제 논란의 여지가 없는 사실이다.

Chapter 03

몸을 움직이면
뇌가 살아난다

가벼운 운동을 하는 것이 뇌의 기능을 좋게 한다는 것을 살펴봤다. 그렇다면 실제 경도인지장애를 앓고 있는 환자들에게서 운동은 어떤 효과를 보였을까?

꾸준한 운동이
인지능력을 향상시킨다

브라질에서 평균 나이 60세 이상의 경도인지장애가 있는 사람들을 대상으로 걷기운동과 근력운동을 6개월간 병행했다. 운동은 1주일에 2번 하루 30분간 진행했다. 운동 전과 후 각각 경도인지 장애 환자의 정신상태를 검사하는 '간이정신상태검사^{MMSE}(경도인 지장애 환자의 경우 19에서 23 사이의 수치가 나타난다. 다음 페이지에 MMSE 검사표를 실었다)'를 실시했다. 그 결과 걷기운동과 근력운 동을 하기 전 경도인지장애지수가 21이었던 데 반해 운동 후에는 약 25까지 올라갔다. 그만큼 운동이 경도인지장애를 개선하는 데 긍정적인 효과가 있음을 증명한다.

한국에서도 이와 비슷한 실험을 진행했다. 경도인지장애가 있 는 사람들을 대상으로 카약운동(패들링운동)을 1주일에 2번 60분 간, 6주 훈련했다. 카약운동은 특히 균형을 잡는 데 도움이 되고 어깨와 몸통 근력이 향상되는 운동이다. 6주간 운동한 결과 경도 인지장애지수가 21에서 25까지 상승했다.

이처럼 6주에서 6개월에 걸쳐 진행한 단기적 훈련에도 경도인 지장애가 호전되는 것을 확인했다는 건 매우 좋은 신호다. 이 실 험은 계속됐고 5년간 추적 조사한 결과 규칙적으로 꾸준히 운동 할 경우 인지능력이 향상되었으며, 그 수치는 떨어지지 않았다.

그런데 이쯤에서 궁금증이 생긴다. 만일 중간에 운동을 쉰다면 어떻게 될까?

프랑스에서 이와 관련한 실험을 했다. 평균 나이 75세의 경도인

Mini-Mental State Examination-Korean(MMSE-K)

한국판 간이정신상태 검사 MMSE-K	병록번호						
	성명						
	주민등록번호						
	성별	남	여	교육			년
	검사일	200 년 월 일					
	검사자						

문항	점수	채점
1. 오늘은 년 월 일 요일 계절	5	

2. 당신의 주소는
      도   군   면   동
      시   구   동   여기는 어떤 곳입니까?
	4	

3. 여기는 무엇을 하는 곳입니까? (예 : 거실, 주택, 가정집, 아파트, 노인정 등)	1	
4. 물건 이름 세 가지 (예 : 나무, 자동차, 모자)	3	
5. 3~5분 뒤에 위의 물건 이름들을 회상	3	
6. 100-7= -7= -7= -7= -7= "삼천리강산"을 거꾸로 말하기	5	
7. 물건 이름 맞추기 (연필, 시계)	2	
8. 오른손으로 종이를 집어서 반으로 접어 무릎 위에 놓기 (3단계 명령)	3	
9. 5각형 2개를 겹쳐 그리기	1	
10. "간장 공장 공장장"을 따라 하기	1	
11. "옷은 왜 빨아(세탁)서 입습니까?"라고 질문	1	
12. "길에서 남의 주민등록증을 주웠을 때, 어떻게 하면 쉽게 주인에게 되돌려줄 수 있겠습니까?"라고 질문	1	
총점	/30점	

[평가항목] ● 지남력(질문 1-3) ● 기억등록(질문 4) ● 기억회상(질문 5) ● 주의집중 및 계산(질문6)
           ● 언어기능(질문 7-10) ● 이해 및 판단(질문 11-12)

[평가결과] ● 24점 이상 : 확정적 정상 ● 20~23점 : 치매 의심 ● 19점 이하 : 확정적 치매
           * 무학, 문맹의 경우 : 시행점수+4점(시간지남력(1), 주의집중력(2), 언어기능(1))

표 3-2 한국형 간이정신상태검사 질문지

지장애 환자들을 대상으로 걷기운동과 근력운동을 9주간 시행한 뒤 체력검사와 인지검사를 해보았더니 시각 인지력, 시각적 기억력, 시공간 집중력 등이 좋아졌다. 그러나 9주 훈련을 마친 뒤 9주 동안 훈련을 쉬었다가 다시 인지검사를 해보니, 인지력은 퇴보해 운동하기 전의 상태로 돌아가 있었다.

결국 인지능력을 향상시키기 위해서는 적절한 운동을 꾸준히, 장기간 해주어야 한다는 뜻이다. 운동을 하다 말다 하면 그다지 큰 효과를 보기 어렵다.

주 5회, 하루 30분
530 걷기의 마법

걷기는 전신을 움직이기 때문에 모든 근육을 사용하게 되므로, 신체 모든 기관의 기능이 향상돼 노화를 방지한다. 호흡에 불편을 느끼지 않고 오래 지속할 수 있는 걷기는 느리지만 체지방을 분해하는 효과가 뛰어나 다이어트에도 좋다.

심폐기능을 향상시키기 때문에 걷기를 꾸준히 하면 기초 체력이 올라가고, 혈액순환을 촉진시켜 심장 질환을 예방한다. 당뇨, 고혈압, 고지혈증 등 성인병을 예방하고 치료하는 데 도움이 되는 최고의 운동이다. 지속적으로 뼈를 자극함으로써 골밀도를 증진시켜 골다공증도 예방한다. 스트레스, 불안감, 우울증을 감소시켜 정신건강에 도움이 되며, 면역력 증가에도 효과가 있다.

그뿐인가. 운동과 암에 대한 상관관계 연구는 1700건이 넘는데 이들 연구에 의하면 걷기운동은 유방암과 대장암 등 다양한 종류의 암 발병 위험을 줄여주었다. '간호사 건강연구 Nurses' Health Study'에 따르면, 정상 보행 또는 활발한 보행 속도로 하루에 1시간씩 걷는 여성은 대장암 발병 위험이 46퍼센트나 낮아졌다고 한다.

이런 놀라운 효과들 때문에 걷기는 더할 나위 없이 좋은 운동으로 꼽힌다. 특히 생활습관병으로 고생하는 이들에게는 최고의 자연요법으로 각광받고 있다. 게다가 걷기는 운동 기구나 장소, 시간에 큰 제약이 없어 누구나 할 수 있는 운동이다.

공기 좋은 곳을 걸으면서 사색을 즐기거나 힐링할 수도 있고, 가까운 이들과 대화하며 걸을 수 있다는 것도 걷기의 장점 중 하나다. 그러다 보니 운동할 시간이 부족한 현대인들에게 걷기보다 좋은 운동은 없다.

메이오클리닉 의사이며 알츠하이머질환연구소장인 로널드 피터슨 박사는 "운동을 하면 경도인지장애에서 치매로 진행되는 속도가 느려질 수 있다"고 말했다.

그런 이유로 그는 경도인지장애가 있는 환자들에게 유산소 운동을 권한다. 1주일에 150분 동안 하는 것이 가장 권장할 만하다. 하루 30분씩 1주일에 5번, 혹은 하루 50분씩 1주일에 3번을 하면 좋다.

활기차게 걷거나 조깅을 하거나 그 외 본인이 하고 싶은 운동을 하면 된다. 자신의 라이프 스타일이나 체력에 맞춰서 선택하자. 운동 수준은 약간의 땀이 날 정도가 좋다. 호흡이 너무 가쁘거나 대화를 할 수 없을 정도로 심하게 할 필요는 없다.

치매 예방을 위한
운동 시간, 강도, 빈도의 비밀

걷기뿐 아니라 가벼운 유산소운동은 치매 예방에 아주 큰 도움이 된다. 여러 연구를 통해 1주일에 150분(하루 30분, 주 5회) 정도 걷기를 비롯해 운동을 한 사람들이 그렇지 않은 사람들에 비해 치매에 걸릴 확률이 낮은 것으로 나왔다.

하루 30~60분 사이로 걸으면 치매 감소율이 20~28퍼센트 낮아졌고, 주 3회 이상 걸으면 43~45퍼센트까지 치매에 걸릴 확률이 감소했다.

다음 페이지에 나오는 [표 3-3]을 보면 알 수 있듯이 하루 평균

30~60분 동안 꾸준히 걸으면 치매 발병 감소율은 20퍼센트 정도가 된다. 하루 60분 이상 꾸준히 걸을 경우 치매 발병 감소율을 28퍼센트까지 올라갔다. 하지만 60분 이상 너무 오래, 혹은 무리해서 걸을 경우에는 오히려 피로가 쌓여 건강에 해로울 수 있다.

걷기 시간(분)	30분 미만	30~60분 사이	60분 이상
치매 발병 감소율(%)	기준	20% ↓	28% ↓

표 3-3 걷는 시간과 치매 발병 감소율

운동 강도	치매 발병 감소율(%)	운동 종류
저강도	37% ↓	걷기 골프 요가
중강도	66% ↓	필라테스 자전거 배드민턴
고강도	30% ↓	근력운동 테니스 등산

표 3-4 운동 강도와 치매 발병 감소율

[표 3-4]를 살펴보자. 치매 발병 감소율을 높이기 위해서는 꾸준한 운동이 도움이 된다. 그중에서도 운동 강도를 '중강도'로 하는 것이 효과를 높일 수 있는 방법이며, 지나친 고강도 운동은 치매 발병 감소율을 오히려 떨어뜨린다.

[표 3-5]에 나와 있듯 운동 빈도수를 1주일에 3~7회 정도로

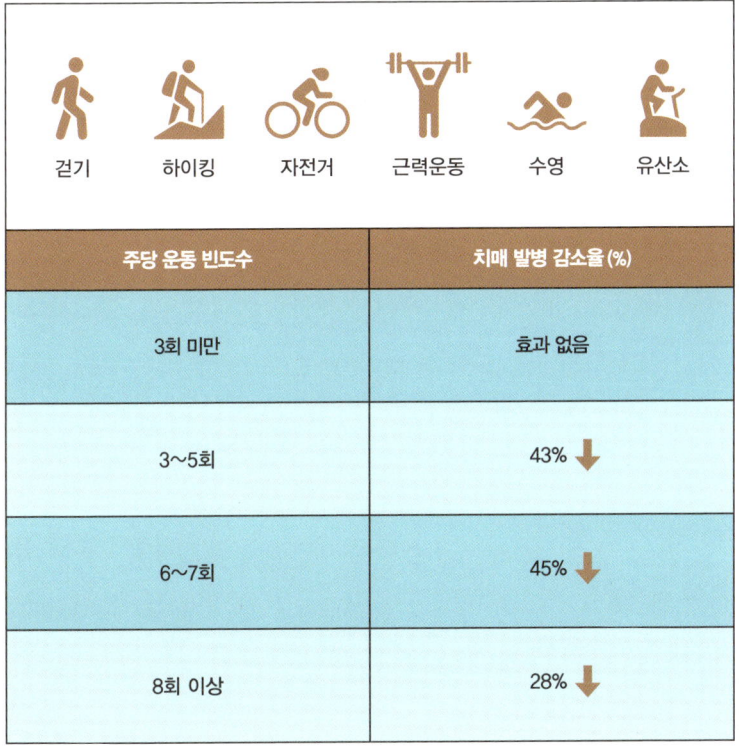

| 걷기 | 하이킹 | 자전거 | 근력운동 | 수영 | 유산소 |

주당 운동 빈도수	치매 발병 감소율(%)
3회 미만	효과 없음
3~5회	43% ↓
6~7회	45% ↓
8회 이상	28% ↓

표 3-5 운동 빈도와 치매 발병 감소율

하면 치매 발병 감소율이 올랐다. 반면 1주일에 8회 이상 운동할 경우 오히려 치매 발병 감소율이 낮아졌다.

결론적으로 말해 1주일에 3~7회, 중강도로 30~60분 동안 걷기운동, 유산소운동을 하면 치매 발병율을 감소시키는 데 가장 효과적이라는 뜻이다. 반면 과한 빈도와 강도의 운동은 치매 발병율을 낮추는 데 그다지 효과적이지 않다.

Chapter 04

걷기에 대한
오해와 진실

질병 없이 건강하게 오래 살아가기 위해서 많이 꼽는 것이 건강한 음식과 생활습관, 그리고 규칙적인 운동이다. 나이가 들면서 감소하는 근육을 키우고 건강을 유지하기 위해 걷기는 아주 좋은 운동임을 앞서 살펴봤다.

그렇다면 무조건 많이, 빨리, 자주 걸으면 운동이 될까? 허리디스크가 있는 환자가 매일같이 언덕길을 뛴다면? 70세가 넘어 관절이 약해진 노인이 아침저녁으로 1만보 걷기를 한다면? 걷기가 좋으니 안 하는 것보다 낫다는 생각에 출퇴근길 힐을 신고 발과 다리, 허리의 통증을 참으며 걷는다면?

걷기는 건강에 매우 도움이 되는 좋은 운동이지만 무리하지 않아야 하며, 무엇보다 바른 자세를 잡고 제대로 걸어야 한다. 몸에 좋은 약도 잘못 먹으면 해로운 법이다.

많이 걸으면 무조건 좋다?

오늘도 스마트폰 걷기 앱을 켜놓고 1만 보를 걸었다면서 만족감에 뿌듯해하는 사람이 있을 것이다. 발목과 무릎에 통증이 있는 것 같긴 한데, 그래도 많이 걸었으니 운동이 되었다고 만족하면서 말이다. 1만 보, 2만 보, 3만 보… 많이 걷는 것이 건강학적으로 효과가 있을까?

답은 '꼭 그렇지는 않다'이다. 1964년, 도쿄올림픽 당시 일본에서 걷기 장려를 위해 만보계라는 기구를 만들어 사람들에게 나눠주면서 1만 보 걷기가 하나의 상징처럼 인식되었다. 사실 하루 1만 보를 걸어야만 한다는 원칙은 어디에도 없다. 게다가 '하루 1만 보 걷기'가 모든 연령층에 통용되는 원칙도 아니다.

평균적으로 20대엔 1만 보로 부족하고, 30대엔 1만 보가 적당하며, 40대는 9,000보, 50대는 8,000보 정도가 좋다. 보통 25~26세

무렵부터 노화가 시작되는데 노화가 급격해지는 50대부터는 세포와 조직이 노화로 닳게 된다. 그 닳는 정도를 고려하지 않고 무리하면 신체 노화가 앞당겨지거나 다른 질병으로 연결될 수도 있다. 그러니 무작정 많이 걸으면 좋다는 맹신은 버리도록 하자.

60대 이후에는 4,400~5,000보 사이로 걷는 게 가장 좋다. 많이 걷는 게 중요한 게 아니라 적정 속도로 적정량의 거리를 바른 자세로 걷는 게 중요하다. 건강을 위해 가장 권장하는 것은 1.36m/sec 이상의 속도로 하루 30분, 주 3~5회를 걷는 것이다.

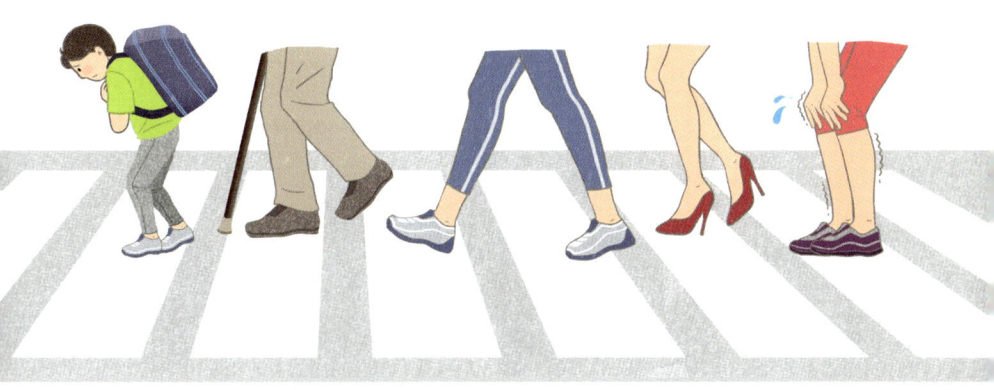

과한 마라톤이
위험한 이유

걷기운동이나 근력운동은 건강을 위해 도움이 되지만, 자신의 몸이 감당하기 어려울 정도로 무리한다면 이야기는 달라진다. 가장 좋은 운동은 자기 체력의 60퍼센트 안쪽으로 사용하는 것이다. 그렇다면 내 몸에 맞는 적절한 운동의 강도는 어떻게 측정할 수 있을까?

스포츠생리학에 따르면 운동 강도는 1분 동안 심박수로 측정한다. 아주 쉽게 측정할 수 있는데 최대 심박수는 220에서 자기 나이를 뺀(220-나이) 숫자가 된다. 예를 들어 나이가 50세라면 '220-50=170회/분'이 본인의 최대 심박수가 된다. 즉 1분 동안 심장이 170번 뛰는 것이 나이 50세인 사람의 최대 심장 능력(100퍼센트)이다.

최대 심박수가 될 정도로 운동을 하면 심장에 무리를 주게 되고, 특히 준비 없이 갑작스럽게 운동을 할 경우 심장에 부담이 가서 멈출 수도 있다. 따라서 본인의 나이와 컨디션에 맞게 강도를 조절해야 한다. 가장 좋은 운동법은, 먼저 최대 심박수를 설정해놓고 그다음 목표 심박수를 설정하는 것이다. 최대 심박수를 기준으로 저강도는 60~70퍼센트, 중강도는 70~80퍼센트, 최대 강도는 80~85퍼센트다. 절대 최대 심박수까지 올라갈 정도로 운동을 해서는 안 된다.

예를 들어 50세라면, '220-50=170회/분'이 최대 심박수이므로, 이때 중강도(70~80퍼센트) 목표 심박수는 119~136회/분이 된다. 최대 강도로 운동을 해도 최대 심박수의 85퍼센트를 넘지 않기 때문에 안전하게 운동할 수 있다.

본인의 신체능력과 컨디션에 따라 목표 심박수를 설정해 운동하면 심장에 무리를 주지 않으면서 좋은 효과를 거둘 수 있다.

그런데 상당히 많은 사람들이 그걸 간과하고 무조건 더 많이 뛰려고 한다. 정신력으로 몸의 고통을 극복한다는 희한한 논리로 무장하지만 이는 위험한 생각이다. 무리해서 달려 몸이 감당할 수 있는 수준을 넘어서면 노화가 오고 근육이나 관절에 부상이 생긴다. 혹은 심박수가 급속히 상승해 심장과 뇌에 부담을 주어 다른 질병으로 연결될 수도 있다. 그래서 달리기는 35세까지만 하고 36세부터는 빨리 걷기로 바꾸는 게 좋다고 하는 것이다.

일반인들 중 60세가 넘어서도 매일 아침 달리기를 한다거나 수시로 마라톤 대회에 나가는 이들이 있는데, 결코 권장할 만한 일이 아니다. 심지어 마라톤 선수들조차 대부분 30대 후반이나 40세 전에 은퇴한다. 그런데 일반인들이 50세, 60세, 심지어 70세에도 자기 몸이 견딜 수 있는 수준을 가늠하지 않은 채 무리해서

달린다.

한국의 마라톤 마니아 중에는 40~50대가 많은데, 이들은 연간 10~20회 정도 완주한다. 고도로 훈련된 정식 마라토너들이 연 3~5회 완주하는 것과 비교하면 깜짝 놀랄 만한 수치다. 자신의 몸이 감당하기 어려운 수준의 고통을 정신력이라는 이름으로 감내하며 건강을 악화시키고 있다.

아마추어 마라토너들 중 상당수가 고통 속에서 자기 존재를 확인하기 위해 마라톤을 한다고 말한다. 하지만 몸으로 느끼는 고통과 싸우는 것이 과연 건강에 도움이 될까? 내 몸은 싸워서 이겨야 할 존재가 아니라, 스스로 이해하고 보살펴야 할 존재다.

운동은 아웃풋이 아니라 인풋이다

사람들은 대체로 아침에 일어나서부터 잠자리에 들 때까지의 걷기가 다 운동이라고 생각하지만 이는 운동이 아닌 노동에 불과하다. 출퇴근길이나 생활 속에서 이동하며 걷는 건 노동이기에 운동 효과는 거의 없다. 에너지 소비는 되겠지만 그 에너지 소비는 노동의 대가일 뿐 엄밀히 말해 건강을 지켜주는 운동은 아니다.

예전에 우리 부모나 조부모 세대들은 농사짓고, 밖에서 일하며, 청소나 빨래 등 집안일을 하는 것도 모두 운동이라고 생각했다. 하지만 노동의 일환으로 일정 부위의 근육과 관절을 무리하게 쓰는 일은 근육과 관절을 손상시키고 노화를 촉진시킨다. 너무 많은 노동으로 손과 발, 팔과 다리가 굽고 휘어 관절염이나 디스크로 고생하는 부모님, 조부모님을 떠올려보자. 그것을 두고 과연 건강을 위한 운동이라 말할 수 있겠는가.

이처럼 많은 사람들이 노동과 운동을 구분하지 못하고, 많이 움직였으니 운동했다고 착각한다. 하지만 그저 많이 움직였다고 운동이 되는 것은 아니다. 노동은 갖고 있던 에너지를 사용하고 근육을 소모하는 것인 반면, 운동은 에너지를 채워 넣고 소모된 근육을 잘 단련하는 것이다.

만일 신체를 움직인 뒤 1시간 즈음 지나서 심하게 졸립거나 피로함을 느끼거나 배가 몹시 고프다면 과하게 움직여서(노동을 해서) 피곤해졌다는 뜻이다. 즉 자기 몸 상태나 갖고 있는 에너지 용량에 비해 많이 사용했다는 증표라 할 수 있다. 그런 몸의 사인을 잘 캐치하고, 무리한 움직임이나 노동을 운동이라고 오해하지 않아야 한다.

운동선수들을 예로 들어보자. 그들은 시즌이 끝나면 다음 시즌을 준비하기 위해서 몸을 만들고 전지훈련을 떠난다. 시즌 동안 소모해버린 육체의 에너지를 다시 채우러 가는 것이다. 이처럼 운동은 아웃풋이 아니라 인풋이 되어야 한다. 일상생활을 건강하게 하고, 적당한 노동을 할 수 있도록 내 몸을 단련하고 에너지를 채워 넣는 것이 바로 운동이다.

만일 근육의 힘이 약화되어 30 정도밖에 발휘할 수 없는데, 60의 강도로 일을 하게 되면 사고나 부상을 입을 위험이 커진다. 앉았다가 일어나는데 갑자기 허리에서 뚝 소리가 나며 뻐근하다든지, 횡단보도를 급히 건너다 발목을 삐끗해서 넘어지는 일 등은 운동을 통한 인풋을 평소 전혀 하지 않았기 때문에 생기는 현상들이다. 그러니 건강하게 일상생활을 하고, 필요한 노동을 수행하기 위해서는 운동으로 건강과 에너지 인풋을 해두어야 한다.

다시 말하지만 노동은 운동이 아니다. 운동은 에너지를 채워 넣으면서 단련하는 것이고, 노동은 채워둔 에너지를 사용하는 것이니 이를 명확하게 구분하자.

나이에 따라 운동법도 달라져야 한다

인간은 20대 초에 체력이 최고점을 찍고 이후 약화된다. 그러니 무슨 운동이든 무조건 하면 다 좋다는 생각은 버리도록 하자. 나이가 들면서 자기 체력과 연령대에 맞는 운동을 선택해서 하는 것이 중요하다. 물론 각자 선호하는 운동이 있게 마련이지만 몸의 나이와 체력 상태를 고려해 운동 종류와 방법을 선택한다면 건강을 지키는 데 더욱 도움이 된다.

10~20대처럼 운동이 즉각적인 효과를 보이지는 않지만 30, 40, 50, 60대에 운동을 시작한다고 효과가 없는 것은 아니다. 뒤늦게 시작한 운동이라 해도 운동을 전혀 하지 않은 사람보다는 훨씬 건강하게 살 수 있다.

유아·초등학생 시기에는 운동신경 기르기가 필요하다. 이때 절차 기억과 관련된 운동을 해두면 성인이 된 후에도 도움이 된다. 수영, 스케이트, 자전거, 인라인스케이트, 스키 등이 좋다. 초등학생 시절 이런 운동을 하지 않은 사람들은 40~50대가 돼서 다른 운동을 배울 때 운동을 했던 이들에 비해 그 속도가 더딘 편이다. 운동으로 다져진 베이스가 없기 때문이다.

중고등학교 시기에는 종합적인 체력을 기르는 운동이 필요하다. 야구, 탁구, 당구, 배드민턴, 테니스 등 신체활동이 많은 운동을 하면 좋다. 청년기 때는 심장과 폐 기능을 단련시켜주는 조깅, 달리기, 빠르게 걷기 등이 적당하다. 26세 이후부터는 근육이 소실되기 시작하므로 근육운동을 병행해주어야 한다.

35세 이후부터는 근육이 조금씩 줄어들고 쪼그라들기 때문에 유연성 운동과 스트레칭 운동이 필요하다. 그래야 근육과 관절의 손상을 미리 막을 수 있다. 노년기 때는 근육과 신경을 아우르는 운동을 병행해야 한다. 특히 뇌의 건강을 위해서 하체운동이 필요한데, 걷기가 가장 좋다. 걷기는 허리 근육을 충분히 사용하면서도 심박수가 올라가거나 심장에 무리를 줄 위험이 거의 없어 노년기에 적절한 운동이다.

우리 몸은 나이가 들어 사용하지 않으면 퇴행해 잘 쓰지 못하는 상태가 된다. 근육이나 뼈가 약해지고 관절 상태도 나빠진다. 그런 몸으로 무턱대고 운동을 하면 오히려 몸에 무리를 주어 상태가 악화될 수 있으므로 연령대와 자기 신체 조건에 맞게 운동 종류, 강도, 시간을 설정해야 한다. 특히 늦은 나이에 시작한 운동은 절대 무리해서는 안 된다.

Chapter 05

걷기가 업무 성과도
높여준다

하루 종일 사무실에 앉아서 일하는 직장인들이나 공부 때문에 책상에서 벗어날 수 없는 학생들의 경우, 엉덩이와 허벅지 근육이 점차 퇴화하면서 여러 가지 질병에 시달린다. 안 좋은 자세 때문에 경추나 요추 신경이 눌려 디스크가 생기고, 만성 두통이나 소화불량에 시달리기도 한다.

이를 '의자병Sitting Disease'이라고 부르는데, 오래 앉아 있다 보니 엉덩이 근육이 힘주는 법을 잊어버렸다고 해서 엉덩이 근육상실증이라고도 부른다. 이처럼 오래 앉아 있는 것은 그 자체로 건강에 악영향을 미친다.

창의적 아이디어는
걷기에서 나온다

이러한 문제의식 때문에 걷기와 운동에 대해 직장인들의 관심이 높아지고 있다. 활발하게 활동하는 20~40대에 건강관리를 해두어야 노년기 건강도 유지할 수 있다는 점에서 그 중요성은 더욱 크다. 그래서 최근 스탠딩 책상을 두고 서서 일하는 문화가 확산 중이고, 업무 틈틈이 운동과 휴식을 취하도록 배려하거나 산책회의를 시행하는 기업들도 늘어나고 있다.

특히 성공한 창업가들의 습관 가운데 하나가 걸으면서 회의를 하는 것이다. 이는 산책회의Walk-Talk라 불리는데, 여기에는 여러 가지 다양한 장점과 가치가 있다.

루비콘컨설팅 창업자이자 실리콘밸리의 전략가인 닐로퍼 머천트는 앉아서 일하는 것이 위험하다는 걸 늘 강조해왔다. "좌식 생활은 매우 위험하다. 유방암과 대장암의 발병률은 10퍼센트, 심장 질환은 6퍼센트, 당뇨병의 경우 7퍼센트 높인다. 앉아서 하는 생활은 그야말로 조용한 살인행위다." 그가 〈와이어드〉지에서 한 말이다. 그는 직장인들에게 가급적 자주 걸으라고 권유하며, 걸을 시간이 없다면 회의할 때 걸으라고 강조한다.

실제로 글로벌 기업의 리더들과 선도적인 창업 기업의 CEO들은 산책회의를 즐긴다. 구글, 페이스북, 링크드인을 비롯해 다수 기업의 임원들이 걸으면서 회의를 진행한다. 답답한 사무실에 피로한 얼굴로 둘러앉아 지루하게 이어지는 비생산적인 회의를 했던 경험이 다들 있을 것이다. 그에 비해 야외를 걸으며 하는 회의는 활력을 주고, 그만큼 집중력도 높여준다. 운동이 되는 것은 두말할 나위 없다.

이는 의학적으로도 증명된 사실이다. 스탠퍼드 대학의 연구에 따르면 걷기운동은 창조적 사고력을 평균 60퍼센트 정도 높여준다고 한다. 연구진은 걷기가 창의력에 미치는 영향을 측정하기 위해 대학생 176명을 대상으로 앉아서 특정 작업을 수행한 것과 걸으며 수행할 때의 성과를 비교했다. 그 결과 걸으며 작업할 때 훨씬 압도적으로 창조적인 아이디어를 도출했다.

마크 저커버그는 인재를 스카우트할 때 본사 뒷산을 거닐며 이야기를 나누고, 스티브 잡스 역시 처음 만난 사람과 얘기를 나눠야 할 때는 산책을 했다고 한다. 링크드인 CEO 제프 와이너도 마찬가지다. 창조적이며 생산적인 아이디어 도출과 현명한 의사결정은 주로 산책회의를 통해 이루어졌다. 세계를 선도하며 탁월한 성과를 내는 리더들이 걷기를 즐기는 이유다.

심장과 근육,
두 개의 펌프를 작동하라

우리 몸에는 약 60조 개의 세포가 있으며, 약 5,000cc의 혈액이 순환한다. 이 세포들은 혈액이 배송해주는 산소와 영양분을 먹고 살기 때문에 혈액순환은 그만큼 중요하다. 그렇다면 혈액을 순환시키는 원동력은 무엇일까? 바로 심장이다. 심장이 뿜어낸 혈액은 온몸을 한 바퀴 돌고 다시 심장으로 돌아온다.

이때 심장을 기준으로 심장보다 위에 있는 동맥에는 판막이 존재하지 않는다. 하지만 심장 아래쪽에서 중력을 거슬러 올라가는 정맥에는 판막이 존재한다. 근육의 수축과 이완을 통해 정맥속의 판막이 움직여 피가 심장으로 올라가는 것을 정맥순환이라고 한다. 이때 주로 작동하는 것이 배꼽 아래의 하지(하체)근육이다.

특히 종아리 근육이 중요한 역할을 한다. 심장이 동맥을 통해 피를 전신에 보내면, 종아리는 내려온 혈액을 정맥을 통해 다시 심장으로 올려 보낸다. 만일 종아리 근육의 기능이 현저히 떨어지거나 정맥 확장 등의 문제가 생기면 심장으로 혈액을 올려 보내기 힘들어진다.

오랜 시간 책상 앞에 앉아 있는 것이 위험한 이유가 여기에 있다. 장시간 움직이지 않고 한 자세만을 취한다거나 오래 앉아 있어 하지 근육이 약화돼 있다면 근육의 펌핑 능력이 떨어진다. 당연히 심장으로 돌아가는 혈액량은 감소하게 된다. 그 결과 심장에 의해 박출되는 혈액량이 감소하면서 뇌로 공급되는 혈액량도 그만큼 줄어든다. 이것이 반복되고 지속되면 두뇌에 필요한 혈액이 충분히 공급되지 못하고, 집중력이 떨어지거나 졸음이 오는 등의 현상이 생긴다.

혈액순환을 촉진하기 위해서는 몸을 움직여주는 게 좋다. 너무 오래도록 앉아만 있지 말고, 틈틈이 일어나 몸을 움직이고 가벼운 스트레칭을 하자. 스탠딩 책상을 이용해 앉고 서기를 반복한다든지, 계단과 복도를 잠시 걷는다든지, 산책회의를 하는 것도 좋은 방법이다. 꾸준한 걷기나 달리기를 해주면 더욱 좋다. 그러면 피의 순환이 빨라지면서 혈관을 비롯한 순환계의 개선이 이루어진다.

우리 몸은 심장과 근육이라는 2개의 펌프가 활발하게 작동해야 활력을 얻는다는 것을 기억하자.

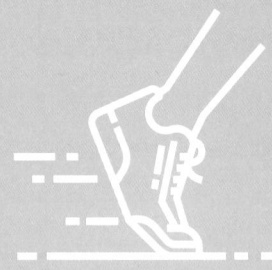

4장

30년 젊게 만드는
운동 비밀

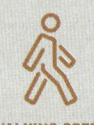

WALKING SPEED

걷기는 하체 근육을 단련시켜줄 뿐 아니라, 뇌 건강에
도 도움이 되는 운동이다. 여기서는 뇌와 몸의 건강을
지켜주는 브레인 워킹과 스트레칭의 실제를 소개한다.
하루 30분, 주 5회 이상 꾸준히 운동함으로써 몸과 뇌,
그리고 마음건강까지 챙기자.

Chapter 01

30년 젊게 만들어주는 걷기의 비밀

걷기는 종아리 근육, 허벅지 근육, 엉덩이 근육 등의 하체 근육을 키우고 튼튼하게 하는 데 도움이 되는 운동이다. 반대로 하체 근육이 튼튼해야 허리를 꼿꼿이 세우고 바른 자세로 걸을 수 있다.

걷기는 쉽고 간편하면서 효과가 좋은 운동이지만 잘못된 자세로 걸으면 운동 효과가 떨어지고 부상의 가능성도 많다. 잘못된 걷기 자세가 몸에 배면 고치기 어려우므로 걷기운동을 하기 전 바른 걸음걸이 자세부터 알아두는 게 좋다. 그러면 몸과 뇌의 건강에 도움이 되는 브레인 워킹의 기본을 알아보자.

보다 쉽게 보다 건강하게,
브레인 워킹

뇌와 몸의 건강을 지켜주는 바른 걷기, 즉 브레인 워킹Brain Walking
은 평상시 걸음 속도보다 약간 속도를 높여서 걷는다(1.36m/
sec=4.8km/h 이상의 속도이며 6.4Km/h 이하). 단, 옆사람과 대화
할 수 있는 속도여야 하며 너무 숨이 차지 않도록 주의한다.

먼저 브레인 워킹은 몸의 자세가 중요하다. 머리, 가슴, 배, 허리
를 똑바로 세워야 목과 등줄기가 펴진다. 턱은 살짝 당기고, 시선
은 20~30미터 앞쪽을 본다. 어깨는 수평이 되게 하고, 손은 계란
을 쥔 듯 가볍게, 팔을 저을 때는 어깨에 과한 힘이 들어가지 않게
주의한다. 무릎을 펴고 걷는다.

걸을 때 좌우(어깨)나 위아래(골반)의 흔들림이 없어야 오래 걸
어도 무릎이나 발바닥 통증이 심해지지 않는다. 앞으로 뻗은 발은
발뒤꿈치부터 바닥에 닿고, 발 중앙부, 그다음 발끝(엄지발가락)으
로 땅을 살짝 차듯이 킥을 한다. 이때 발등과 발목의 각도는 90도
정도를 유지한다. 발끝으로 땅을 찰 때 다른 발은 발뒤꿈치를 바
닥에 대면서 빠르게 발바닥을 바닥에 놓는다.

직접 따라 해볼 수 있는 브레인 워킹의 세부적인 동작과 주요
사항들은 뒤쪽에서 사진과 함께 더 자세히 다룰 것이다.

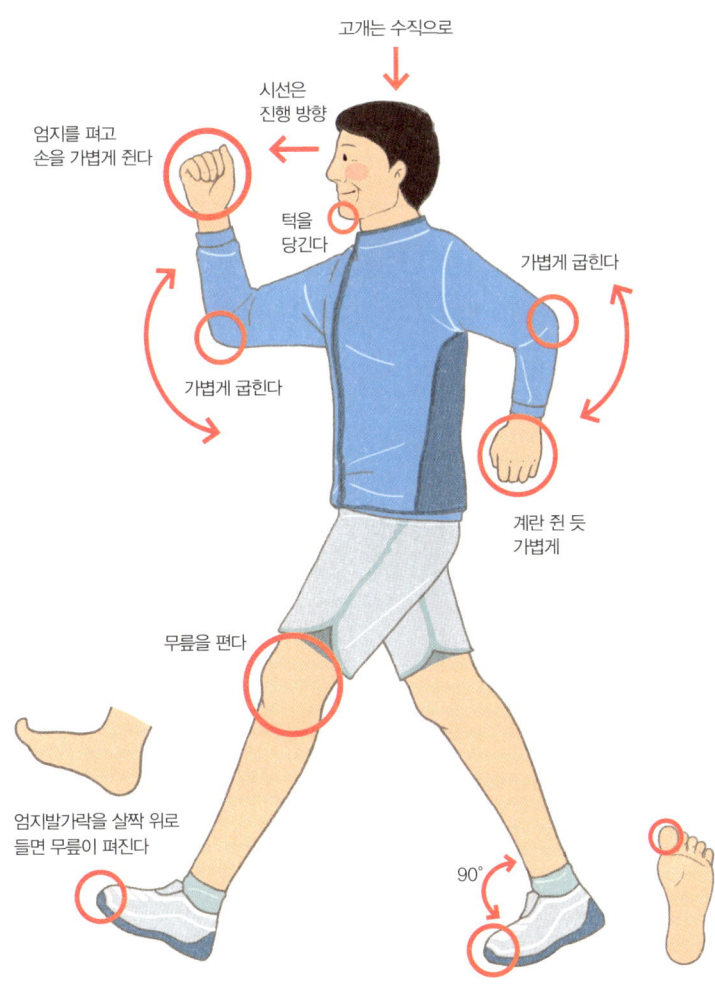

고개는 수직으로

시선은 진행 방향

엄지를 펴고 손을 가볍게 쥔다

턱을 당긴다

가볍게 굽힌다

가볍게 굽힌다

계란 쥔 듯 가볍게

무릎을 편다

엄지발가락을 살짝 위로 들면 무릎이 펴진다

90°

올바른 브레인 워킹 자세

건강을 해치는
노동 걸음걸이

걷기는 가장 부담이 없는 운동이지만, 걷는 자세가 바르지 못하면 균형을 잃어서 넘어지거나 발의 한 부분으로 체중이 쏠린다. 그렇게 되면 피로감이 커지면서 다른 질환이 생기기 쉽다.

고개를 숙여 땅을 본다거나 배와 목을 내밀고 구부정하게 걷는 자세는 등과 허리에 부담을 주고 몸의 균형을 깨뜨린다. 턱을 치켜들고 걷는 것도 마찬가지다. 이럴 경우 목과 척추를 반듯하게 세우는 자세 교정이 필요하다. 몸을 직선으로 쭉 뻗어야 척추 부담이 줄고, 복부가 단단하게 힘을 받으면서 허리가 펴진다.

똑바로 걸으라고 말하지만 일자로 걷는 걸음은 건강에 좋지 않다. 일자로 걸으려면 다리가 계속 안쪽으로 향하기 때문에 무릎 관절 안쪽에 체중이 실린다. 발이 안쪽 방향으로 향해 있는 '안짱걸음'도 무릎 안쪽 연골에 부담을 준다. 이렇게 잘못된 걸음을 지속할 경우 자칫 퇴행성관절염으로 발전할 수 있다.

팔을 휘젓듯이 펄럭거린다거나 지나치게 큰 보폭으로 쿵쾅 거리듯 걸으면 정강이 통증이 생긴다. 발뒤꿈치와 앞쪽이 동시에 바닥에 닿거나 앞쪽부터 디디면 발은 물론 발목, 무릎까지 충격이 고스란히 간다.

Chapter 02

브레인 워킹과
하체의 비밀 근육

바른 자세로 걷기 위해서는 먼저 기본적인 몸의 근육이 받쳐줘야 한다. 그래야 낙상의 위험 없이 안전하게 걷기운동을 할 수 있다. 앞서 나이 들어 근육의 양이 줄어들면 각종 질병이 생긴다는 것을 살펴봤다. 이때 특히 중요한 것이 하체 근육이다.

보통 40세부터 50세까지의 시기를 신중년이라고 하는데, 이 시기부터 하체 근육이 급격히 저하되므로 더 늦기 전에 관리가 필요하다. 노년의 건강은 10대, 20대, 30대부터 미리 관리하는 것이 좋지만 40대부터 시작해도 늦지 않다. 안 하는 것보단 늦더라도 하는 것이 좋다.

걷기 전에
근력부터 키워라

운동으로 근육에 힘이 가해지면 근육을 구성하고 있는 근섬유가 자극을 받는다. 이때 근섬유는 자극으로부터 몸을 보호하기 위해 주변의 단백질이나 미네랄 등의 영양소를 이용해 회복한다. 오랫동안 연필을 쥔 손가락에 물집이 잡혀 아프다가, 굳은살이 생겨나면 덜 아픈 것과 같은 원리다.

운동을 통해 일정 수준으로 커진 근섬유는 크기와 개수 모두 증가한다. 이런 것이 반복되면 근육이 발달한다. 물론 이때 너무 무리를 해서 근육이나 인대, 관절이 극심한 손상을 입지 않도록 주의해야 한다. 특히 40대 이후라면 누누이 강조했듯이 자기 몸이 감당할 수 있는 수준에서 운동을 해야 한다.

근육은 생각보다 많은 일을 하기 때문에 아주 중요하다. 장기들이 제 기능을 하게끔 에너지를 공급하며, 체온의 40퍼센트 이상을 생산한다. 평소 근육이 적고 마른 사람들이 추위를 많이 타는 것도 이런 이유 때문이다. 심장이 혈액을 공급하기 위해 수축과 이완을 반복하는 것도 근육의 역할이다.

나이 들어 근육량이 줄면 균형 감각이 떨어져 쉽게 넘어지고 골절로 이어질 가능성이 높다. 낙상의 60퍼센트가 걷다가 일어나고,

40퍼센트가 장애물에 걸려서 일어난다. 이처럼 나이가 들어 자주 넘어지는 것은 근육이 힘 있게 몸을 지지해주지 못하기 때문이다. 낙상을 미리 막으려면 하체 근육과 근력을 키워 바른 자세로 걸을 수 있어야 한다. 그러면 내 몸과 뇌를 살리는 브레인 워킹에 어떤 근육이 관여하는지, 또 브레인 워킹을 통해 근육이 어떻게 단련되는지 알아보자.

종아리 근육
32센티미터의 힘

정맥류순환이 제대로 이뤄지기 위해서는 종아리 근육이 필요한데, 제일 두꺼운 부분이 최소 32센티미터가 돼야 한다. 특히 여성들의 경우 가늘고 날씬한 다리를 무척 신경 쓰지만, 사실 가는 종아리는 건강의 측면에서 보면 썩 좋지 않다.

종아리가 가는 사람들, 특히 종아리 근육이 약한 사람들은 걸을 때 속도를 내지 못하고 질병에도 취약하다. 다리가 가는 사람들 중에 빈혈 환자가 많은데, 근육이 적으면 분포된 모세혈관도 적어서 그만큼 산소나 영양분 공급이 안 된다. 당연히 혈액순환 능력이 떨어지고 전반적인 건강 상태도 떨어질 위험이 있다.

▶▶ 제2의 심장이라 불리는 하퇴삼두근

우리가 흔히 말하는 종아리 근육으로, 혈액순환을 돕는 근육이기 때문에 제2의 심장이라 불린다. 하지까지 내려온 혈액을 근육의 수축을 통해 상체로 다시 올려주는 역할을 한다.

비복근과 가자미근으로 이루어져 있으며 발목 움직임을 좌우하는 근육이다. 하퇴삼두근이 약해지면 발을 앞으로 뻗는 순간 힘이 잘 주어지지 않아 걸을 때 힘이 없고 보폭이 좁아진다. 굽이 높은 신발을 신는 여자들의 경우 종아리 근육이 짧아져 혈액순환이 되지 않는데, 부종이나 다리 저림 현상이 나타날 수 있다.

▶▶ 헛디뎌 넘어지는 걸 막아주는 전경골근

정강이 앞쪽에 위치한 근육으로, 발끝이나 종아리를 들어 올릴 때 사용하는 근육이다. 전경골근이 약해지면 걸을 때 앞으로 진행하는 힘이 떨어지므로 걸음 보폭이 좁아지고 속도가 느려져 넘어지기 쉽다.

걷기 등의 유산소운동을 할 때 무릎이나 발목 관절에 무리가 되지 않게 충격을 흡수해주는 역할을 한다. 점프했다 내려올 때 충격을 흡수하는 것도 이 부위다. 전경골근이 약해지면 발을 헛딛거나 발목을 삐끗하는 일이 많고, 장애물에 걸려서 넘어지는 일도 잦아진다.

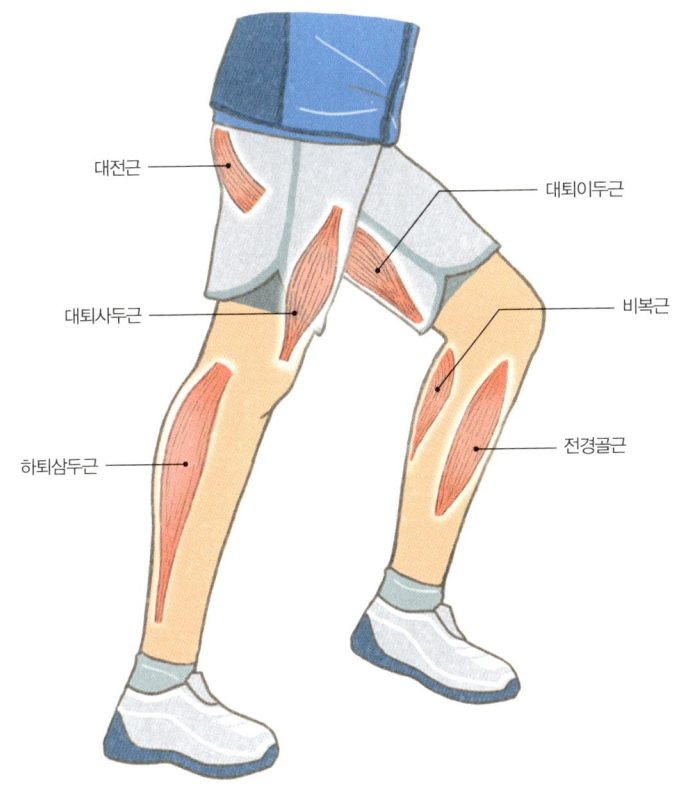

대전근

대퇴이두근

대퇴사두근

비복근

하퇴삼두근

전경골근

걸을 때 주로 사용하는 근육들

에너지 저장 창고
허벅지 근육

허벅지에는 우리 몸의 근육 중 거의 50퍼센트가 몰려 있다. 그래서 허벅지가 얇거나 허벅지 근육이 부실한 사람들은 그만큼 에너지 저장 능력이 떨어진다. 이런 사람들은 조금만 움직여도 빨리 지치고 힘을 잘 쓰지 못한다. 허벅지는 제일 굵은 부분을 잡았을 때 자기 손으로 세 뼘 정도 돼야 한다. 여자는 57센티미터, 남자는 60센티미터를 넘어야 건강한 허벅지라 할 수 있다.

허벅지 근육은 무릎관절 주변을 둘러싸 충격에서 관절을 보호해주고 관절 통증을 줄여주는 역할도 한다. 허벅지 근력이 약하면 몸의 무게나 외부의 압력이 무릎관절에 직접적으로 가해져 쉽게 손상될 수 있다. 이런 이유로 관절 건강을 위해서는 허벅지 근력을 키우고 유지하는 것이 특히 중요하다.

허벅지 근육은 걷기의 원천 근육이기에 특히 중요한데, 걷기만으로는 허벅지 근육을 키울 수 없다. 걷기와 중량운동을 병행해서 허벅지 근육을 키운다면 더욱 건강한 하체를 유지할 수 있다.

▶▶ 척추와 골반을 연결하는 장요근

장요근은 척추와 골반 앞쪽을 거쳐 허벅지로 연결되는 근육이다.

바른 자세를 유지하는 데 필요하며, 걷거나 달리기를 할 때 허벅지를 들어 올리는 역할을 한다. 장요근이 약해지면 허벅다리를 들어 올리는 힘이 약해져 보폭이 좁아지고 보행 속도가 느려진다. 오래 앉아 있는 자세는 장요근에 좋지 않다. 장요근이 수축되면 척추 관절에 부하를 주어 허리 통증이 생기기도 한다. 장요근이 약해져 골반 경사가 달라지면 자세가 구부정해지고, 엉덩이가 비틀어지며, 몸도 기울어져 짝발로 걷게 된다.

▶▶ 계단을 오르내릴 때 힘을 발휘하는 대퇴사두근

대퇴사두근은 허벅지 앞쪽 근육으로 외측광근, 내측광근, 중간광근, 대퇴직근 등 총 4개의 근육으로 이루어져 있어서 그렇게 이름 붙여졌다. 일상생활 속에서 힘을 쓰는 데는 대퇴사두근이 큰 역할을 한다. 물건을 들어 올릴 때는 팔 힘도 중요하지만 대퇴사두근이 받쳐줘야 제대로 힘을 쓸 수 있다. 역도 선수들의 힘도 바로 이 허벅지 근육에서 나온다. 대퇴사두근은 허벅다리를 펴주는 역할을 하는데, 이 부위가 약해지면 앉았다 일어설 때 힘이 들고 계단을 오르내릴 때 잘 넘어진다.

▶▶ 내전근, 바른 걸음걸이를 만든다

허벅지 안쪽에 위치한 근육이다. 내전근이 약해지면 다리를 오므리는 힘이 약해져서 의자에 앉을 때 다리가 벌어지고 팔자걸음도 심해질 수 있다. 나이든 여성들의 경우 내전근 약화로 요실금 증상이 나타나기도 한다. 내전근은 단거리 달리기, 자전거 타기, 언덕길 오르기 등을 할 때 많이 사용되는 근육이다. 보행시 방향을 빠르게 바꿔야 할 때도 내전근을 사용하는데, 이 근육이 약할 경우 걸음의 방향을 바꾸다 넘어지는 일이 많다.

몸의 균형을 잡는
엉덩이 근육

엉덩이 근육의 가장 중요한 역할은 상체를 받치며 다리와 균형을 잡아주며 고관절을 안정시킨다. 그래서 엉덩이 근육이 짝짝이거나 근육이 빈약하면 균형을 잃고 비틀거리다 넘어질 확률이 높다. 엉덩이 근육은 등에 연결되어 있기 때문에 엉덩이 근육을 키우려면 등 운동도 함께 해줘야 한다.

엉덩이 근육은 대둔근, 중둔근, 소둔근으로 구성되어 있는데, 나이가 들면 엉덩이 근육이 눈에 띄게 줄어든다. 실제로 고령층의 엉덩이 근육은 쭈글쭈글하고 뼈가 잡힐 정도로 근육이 소실돼 있는 경우가 많다. 대퇴골 경부 골절의 주요 원인인 낙상도 대둔근이 약해져서 발생한다.

서구식 생활방식도 근력을 떨어뜨리는 요인 중 하나다. 침대와 의자, 식탁 등 좌식생활 때문에 엉덩이 근육을 쓸 일이 점점 줄어들고 있다. 특히 엉덩이 근육이 줄어들면 고관절 질환도 불러오므로 고관절과 골반의 안정화, 밸런스 기능을 유지하기 위해서는 엉덩이 근육을 단련해야 한다.

▶▶ 몸을 지탱하는 중심축, 대둔근

엉덩이 근육이라는 뜻으로, 엉덩이 근육 중 가장 크다. 몸을 지탱하고 균형을 잡아주는 중심체 역할을 한다. 대둔근은 허벅지를 뒤로 펴거나 다리를 바깥쪽으로 돌릴 때 주로 사용한다.

▶▶ 골반의 균형을 잡아주는 중둔근

골반과 대퇴골을 연결하며 고관절을 움직이는 데 쓰인다. 골반의 균형을 일정하게 유지하는 역할을 하기 때문에 중둔근이 약해지면 빠르게 뛰거나 걸을 때, 골반이 좌우로 빠진다. 그래서 뒤뚱거리며 오리걸음을 걷는 현상이 나타난다.

▶▶ 고관절과 관련된 소둔근

대둔근과 중둔근에 싸여 찾기 힘든 근육이다. 위치상 고관절과 대퇴골두가 연결된 관절 깊은 곳에 있다. 고관절의 자극을 가장 많이 받기 때문에, 오래 앉아 있거나 무리해서 걸으면 허벅지 뒤쪽에서 종아리 발목까지 저린 증상이 나타난다.

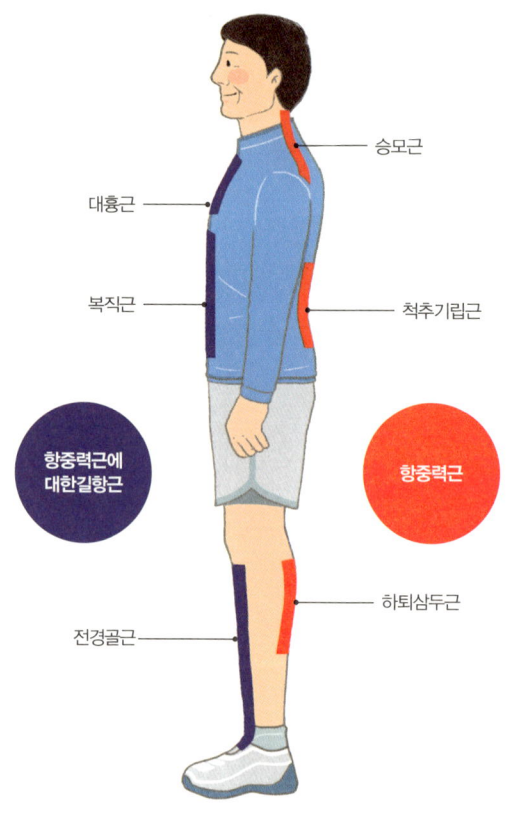

옆에서 본 주요 근육들

중력근과 관련된
근육들

▶▶ 상체를 세우고 활동력을 높이는 복근

복근은 내장을 감싸 보호하는 기능도 있지만, 윗 몸통을 안정감 있게 감싸 상체를 꼿꼿이 세우는 등 바른 자세를 만드는 역할을 하는 근육이다. 복근이 약해지면 허리가 구부정해지고 몸이 앞으로 말린다. 그렇게 되면 몸통을 지지하는 힘이나 상체를 비트는 힘도 약해진다. 복근이 약해지면 요추 부위 근육도 제대로 힘을 쓰지 못해 허리 통증과 질환을 유발하게 된다.

▶▶ 당당한 어깨와 가슴을 만드는 대흉근

대흉근은 가슴을 넓게 덮고 있는 부채꼴 모양의 근육으로 상체를 지탱하는 역할을 한다. 어깨관절로 연결돼 있기 때문에 반듯한 자세를 유지하기 위해서는 대흉근이 중요하다. 나이가 들수록 어깨가 안으로 말리고 등이 구부정해지는 것도 대흉근이 약화되어 나타나는 현상이다.

▶▶ 척추기립근, 바른 자세를 유지한다

사람의 몸을 세워주는 중심 근육으로, 앉거나 선 자세 그리고 보행시에도 바른 자세를 유지하려면 척추기립근이 제 역할을 해야 한다. 뒤태 라인을 완성하는 근육이기도 하다. 척추기립근이 약해지면 허리가 굽어 등이 구부정해진다.

Chapter 03

뇌세포가 회복되는
브레인 워킹과 스트레칭

나이가 들어가면서 심장과 폐 기능 다음으로 중요한 것은 근육의 양이다. 근육이 소실되거나 약해진 상태라면 어떤 운동도 할 수 없기 때문이다. 무엇보다 빠른 속도와 바른 자세로 걷기 어렵고, 균형감이 약해져 잘 넘어지게 된다. 그래서 나이가 들수록 근력운동을 통해 근육이 소실되지 않도록 해야 한다.

앞서 살펴봤듯이 인지기능을 향상시키기 위해서는 걷기, 춤 등이 좋은데 낙상의 위험 없이 걷기와 춤 등의 운동을 하려면 기본적인 하체 근육 단련이 필요하다. 근력이 심하게 소실돼 있는 경우라면 지팡이를 짚거나 보행보조기의 도움을 받아서라도 운동하는 게 좋다. 그래야 건강이 악화되는 걸 늦추거나 막을 수 있다.

최근 연구에 의하면 36세~60세의 중년 여성 1,462명을 대상으로 44년간 추적 연구한 결과, 체력이 우수한 그룹이 그렇지 못한 그룹보다 뇌 손상이 9.5년 지연되었다고 한다. 즉 적절한 치매 예방 운동을 꾸준히 해주면 치매 발병을 9.5년 늦출 수 있다는 말이다. 이제부터 누구나 쉽게 따라 할 수 있는 브레인 워킹과 스트레칭을 자세히 살펴보자.

혼자서 쉽게 하는
브레인 워킹 실제 해보기

브레인 워킹은 뇌의 인지기능을 회복시켜주고, 기억력을 재생시키며, 뇌 손상을 늦추는 데 도움을 준다. 방법이 매우 간단하고 부담이 되지 않는 운동법이므로, 누구나 쉽고 즐겁게 계속할 수 있다. 브레인 워킹으로 몸이 가벼워지면 마음도 가벼워지고 머리도 맑아진다. 브레인 워킹을 할 때 다음과 같은 점에 주의해서 따라 해보자.

- 보통 걸음 속도보다 조금 빠르게(1.36m/sec 이상) 걷는다.

- 시일이 지나면 속도를 조금씩 높이면서(6.4km/h) 변화를 준다.
- 걷기와 중량 운동을 병행한다.
- 팔을 강하게 흔들되 어깨에 힘이 들어가지 않게 한다.
- 숨이 차거나 몸에 부하가 생기지 않도록 한다.

브레인 워킹의 경우 일반적인 걷기보다는 약간 빠르게 걷는다. 보폭도 평소 걸음보다는 10센티미터 정도 크게 하고, 어깨에 힘을 주지 않고 팔을 흔드는 것이 특징이다. 평소 걸음보다 몸에 걸리는 부하가 커지므로 숨이 찰 정도가 되지 않게 조절한다. 자신의 호흡과 심박수에 유념하며 걸어보자.

쉽고 가볍다고는 하지만, 그래도 운동 중 하나이기 때문에 브레인 워킹을 시작하기 전에는 컨디션을 확인해보는 게 필요하다. 건강을 위해 하는 운동이므로 컨디션이 좋지 않거나, 전날의 피로가 심하게 남아 있거나, 수면이 부족한 상태에서는 운동을 쉬는 게 좋다. 특히 근육이나 관절이 아파서 걷는 데에 불편함이 느껴지는 날은 무리하지 말고 쉬자.

▶▶ 브레인 워킹 전 스트레칭하기

컨디션을 확인했다면 이젠 스트레칭을 해줄 차례다. 본격적인 브레인 워킹을 하기 전, 집 거실이나 공터에서 10분 정도 워밍업 스트레칭을 해준다. 스트레칭을 할 경우 몸의 온도가 1도 정도 올라가는데, 이는 혈액 순환을 원활하게 해주어 근육 부상을 방지하는 효과가 있다.

대개 잘 사용하지 않는 근육은 굳어지게 마련이다. 그러니 브레인 워킹뿐 아니라 모든 운동 전에는 스트레칭을 통해 전신의 근육을 풀어주는 게 좋다. 특히 자고 일어난 지 얼마 안 된 이른 아침이나 추운 계절에는 근육이 더욱 위축돼 있기 때문에 충분한 스트레칭이 필요하다. 근육이 덜 풀린 상태에서 운동을 하면, 근육은 물론 관절이 손상을 입을 수도 있다. 그리고 스트레칭은 그 과정에서 자기 몸의 컨디션이나 건강 상태를 확인하라는 의미도 담겨 있다.

스트레칭을 할 때도 바른 자세를 취하는 게 좋지만, 모든 동작을 완벽하게 해내야 한다는 강박은 버리자. 동작을 할 때의 각도나 시간은 자신의 몸이 감당할 수 있는 수준에서 하면 된다. 모든 동작은 15초 정도 자세를 유지하면 좋지만, 자기 몸 상태에 따라 시간을 약간 줄이거나 늘려도 상관없다.

근육에 힘을 줄 때는 숨을 내쉬고 힘을 뺄 때 들이마신다. 급격한 움직임은 피하고 의식을 집중해서 천천히 실시한다. 스트레칭의 경우 반드시 걷기 전에만 하는 운동은 아니다. 평소에도 자주 시행하면 좋다.

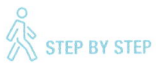
타올 스트레칭

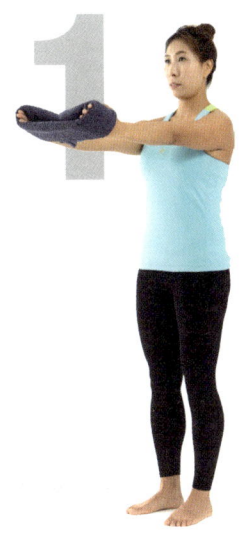

1 타올을 말아 어깨 너비로 잡는다. 90도 각을 세워 바깥쪽으로 어깨에 힘이 가도록 15초 동안 밀어낸다.
2 팔을 위로 올려 양 손이 안쪽을 향하게 한 다음, 타올을 바깥쪽으로 15초 동안 밀어낸다.
3 좌우로 번갈아가며 팔을 뻗고, 어깨 근육을 스트레칭해준다. 15초씩 유지했다가 중앙으로 내린다. 숨은 자연스럽게 입과 코로 쉰다.

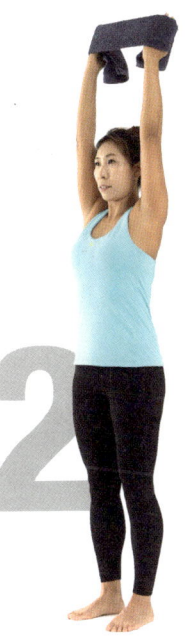

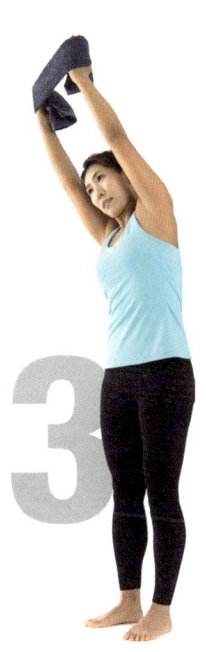

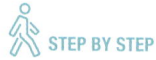
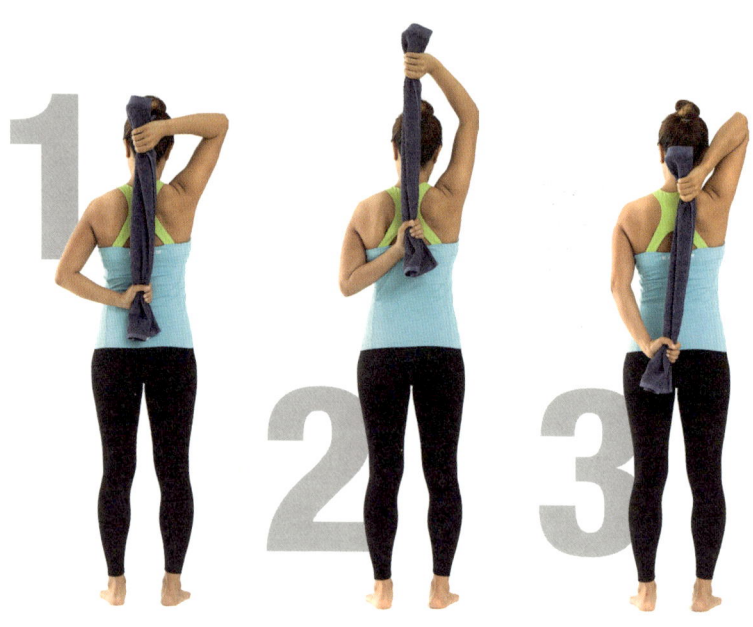

1 타올을 등 뒤로 잡는다. 위아래로 당길 수 있
  는 각도까지 당긴 후 멈춘다.
2 타올 잡는 각도는 몸에 무리가 가지 않는 선에
  서, 각 동작마다 15초 정도 유지한다.
3 타올을 당기며 회전근개근을 스트레칭해준다.

벽을 이용한 스트레칭

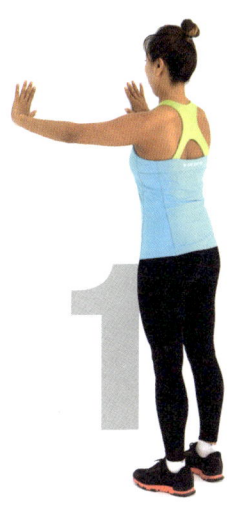
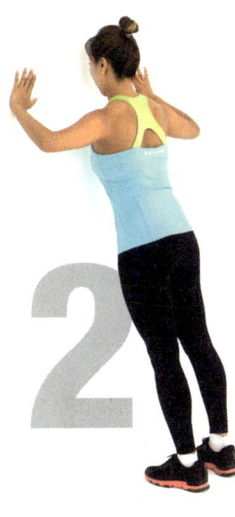

1 벽에서 한발 떨어진 자리에 선다.
2 양손으로 어깨 높이에 맞춰 벽을 짚는다. 팔을 굽혀 벽 쪽으로 갔다가 다시 원위치로 한다. 이때 전신근육이 신전되도록 한다. 단, 너무 무리하게 각도 반동을 주면 근육이 손상될 수 있다.

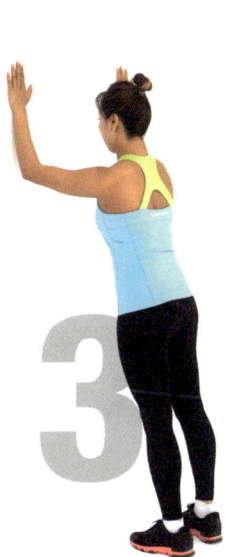
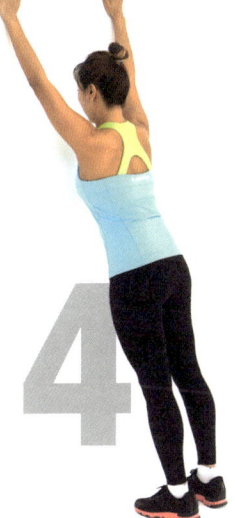

3 팔을 올려 양손으로 벽을 짚는다. 몸을 벽 쪽으로 했다가 다시 원위치로. 전신근육이 신전되도록 한다.
4 팔을 최대한 올려 양손으로 벽을 짚는다. 몸을 벽 쪽으로 했다가 다시 원위치로. 전신근육이 신전되도록 한다.

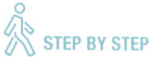
어깨, 목, 팔꿈치 스트레칭

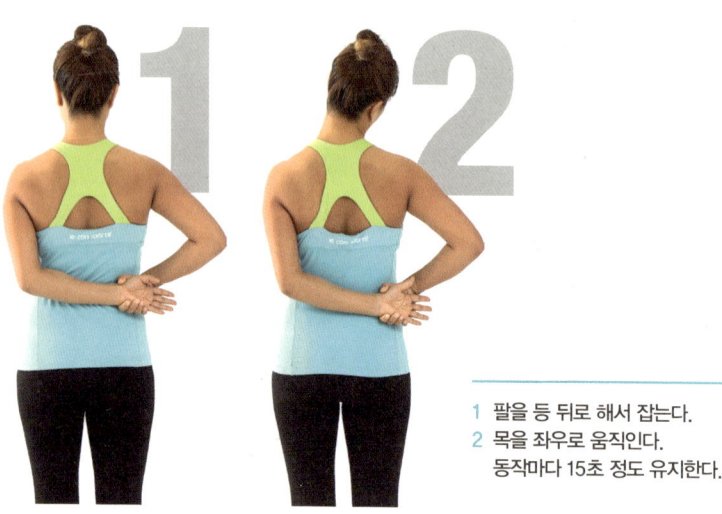

1 팔을 등 뒤로 해서 잡는다.
2 목을 좌우로 움직인다.
   동작마다 15초 정도 유지한다.

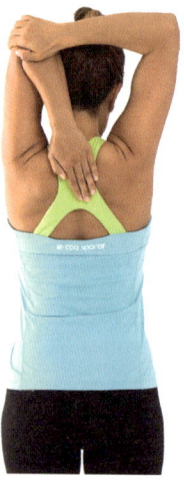

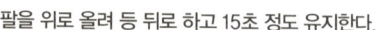

팔을 위로 올려 등 뒤로 하고 15초 정도 유지한다.

골반, 허리, 평형성 스트레칭

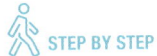

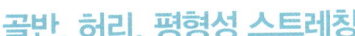

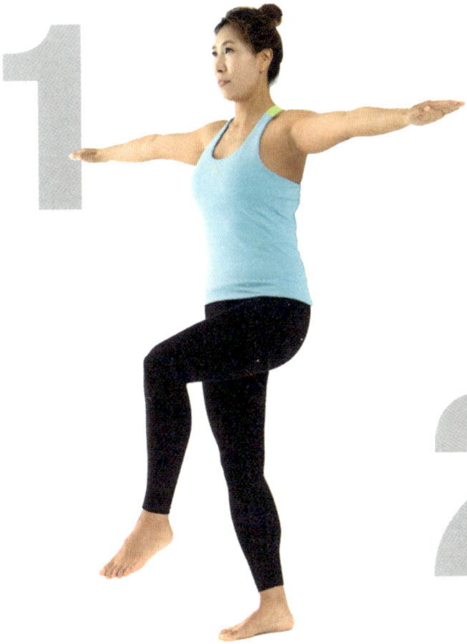

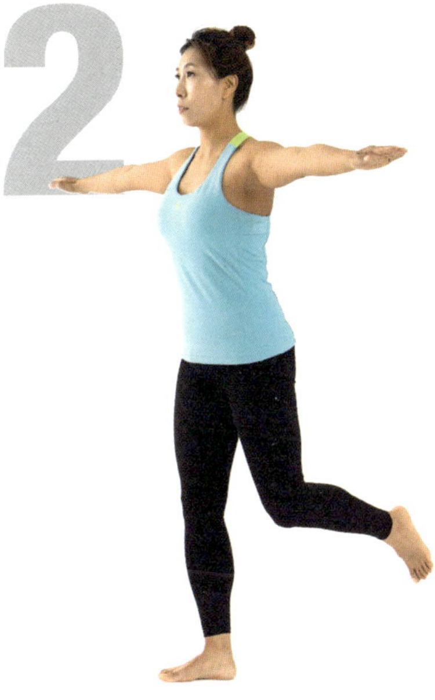

1 팔을 수평으로 하고 한쪽 다리를 앞으로 90도 되게 들어올린다.
2 다리를 뒤로 90도 되게 들어올린다. 동작마다 15초 정도 유지한다. 중심 잡기와 낙상 예방에 도움이 되는 체조.

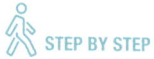
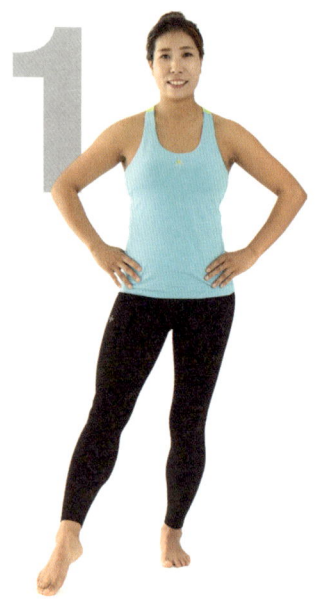

1 양손을 허리에 짚고 발끝을 편 채 다리를 앞으로 뻗는다.
2 그 상태에서 다리를 90도로 들어 올린다. 동작마다 15초 정도 유지한다. 중심 잡기와 낙상 예방에 도움이 되는 체조.

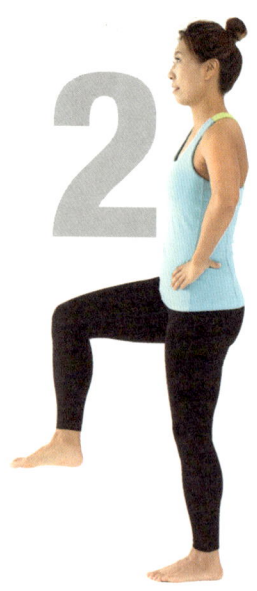

▶▶ 브레인 워킹의 기본 자세

브레인 워킹에 앞서 근육의 긴장과 피로를 풀어주는 스트레칭을 했다. 스트레칭으로 혈액순환이 좋아지고 몸이 유연해졌으니 이제는 밖으로 나가 걷기운동을 할 차례다.

나가자마자 바로 브레인 워킹에 돌입하지 말고, 처음 10분은 평상시 속도로 걷는다. 본격적인 브레인 워킹 전 몸을 적응시키는 단계라고 생각하면 된다. 이 역시 일종의 워밍업에 속하므로 걷는 방법에 너무 신경 쓰지 말고 느긋하고 편안하게 걷도록 하자. 그런 후 본격적인 브레인 워킹으로 넘어간다.

브레인 워킹에는 특별하거나 어려운 테크닉이 없다. 앞서 살펴본 대로 몸을 곧게 펴고 평소보다 약간 빨리 힘있게 걸으면 된다. 단, 바른 자세로 걷는 것이 중요하다는 걸 기억하자. 브레인 워킹뿐 아니라 어떤 운동이든 바른 자세는 아무리 강조해도 지나치지 않는다. 앞서 살펴본 브레인 워킹의 기본자세를 염두에 두고 걷도록 하자.

이미 이야기했지만 한 번 더! 먼저 등줄기를 쭉 펴고, 고개를 숙이지 않도록 시선은 앞쪽을 향한다. 어깨는 힘을 빼서 릴렉스시키고, 주먹은 계란을 쥔 듯 가볍게. 팔꿈치는 90도로 굽혀서 힘차게 흔든다. 다리는 뒤쪽 전체를 사용해 중심을 이동시키고, 마지막은 발끝으로 땅을 차듯이 킥!

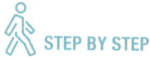
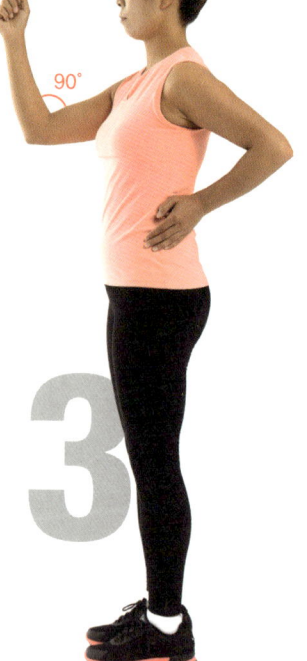

90°

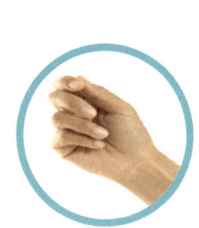

★ 브레인 워킹 포인트
주먹은 계란 쥐듯이
엄지는 가볍게 위로

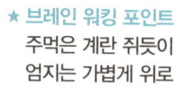

3

1 차려 자세로 가슴을 펴고 척추를 바르게 세운다. 엉
  덩이에 힘을 준다. 머리는 곧게 세운 뒤 시선은 앞
  쪽 20~30미터를 본다.
2 양팔을 옆구리에 붙여 90도 정도로 들어올린다.
3 주먹을 가볍게 쥐고 팔을 자연스럽게 흔든다.

걷는 방향

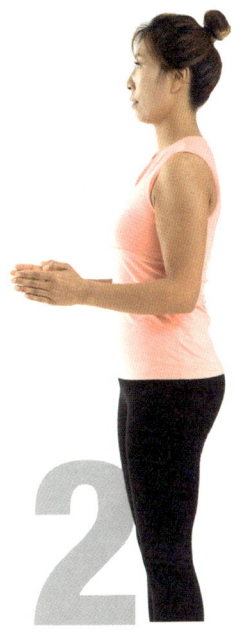
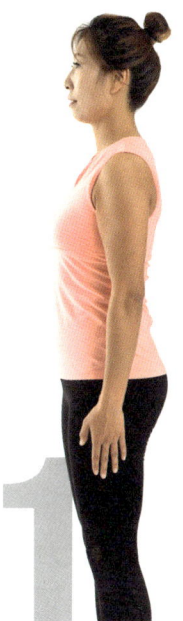

2 1

기본적인
팔동작을
따라 하며
익히자

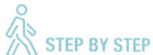
브레인 워킹 기본 발동작 4단계

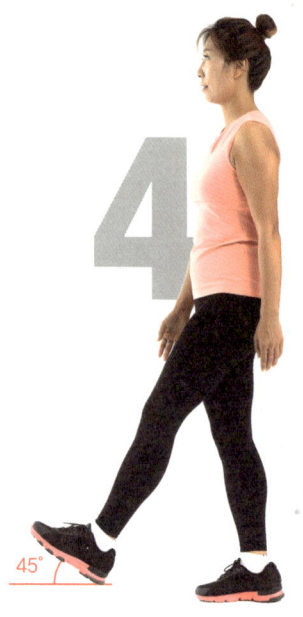

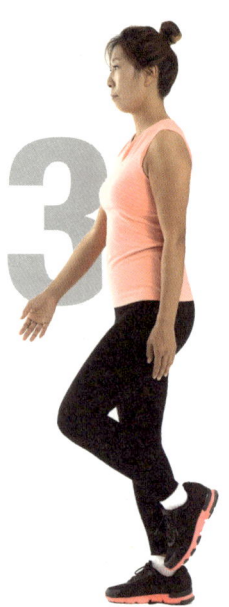

3 체중을 오른발로 옮기며 왼발 뒤꿈치를 들어올린다. 발 굴림과 발끝 밀어
   내기가 브레인 워킹의 기초가 된다. 왼발을 앞으로 옮길 때 발끝(엄지발가
   락)을 이용해 바닥을 밀어낸다. 바닥을 밀어낸 왼발은 허벅지 근육을 이용
   해 들어올린다.

4 몸통으로 균형을 잡고 왼발을 뻗어 발뒤축이 땅과 45도가 되게 착지한다.

걷는 방향

기본적인 발동작을 따라 하며 익히자

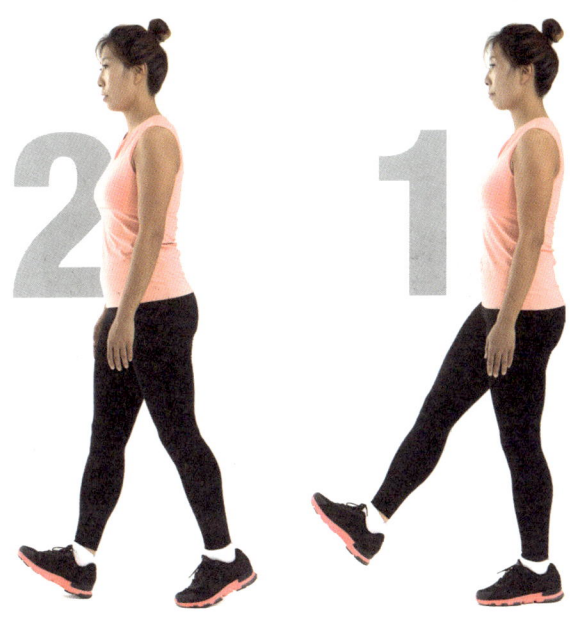

1 똑바른 자세로 서서 무릎을 굽히지 않도록 주의하며 오른발을 뻗는다.
2 약간 큰 보폭으로 오른쪽 다리를 뻗어 뒤꿈치부터 땅에 닿는다. 왼발바닥
  과 오른발바닥 굴림을 자연스럽게 한다.

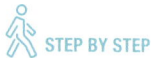
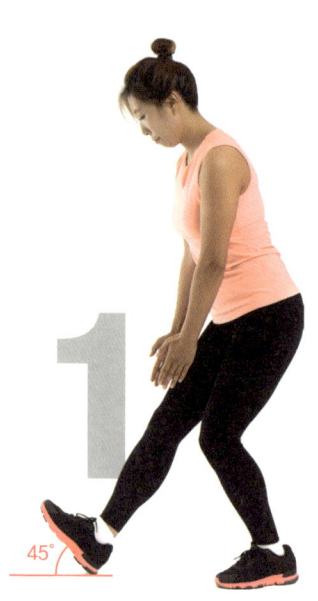

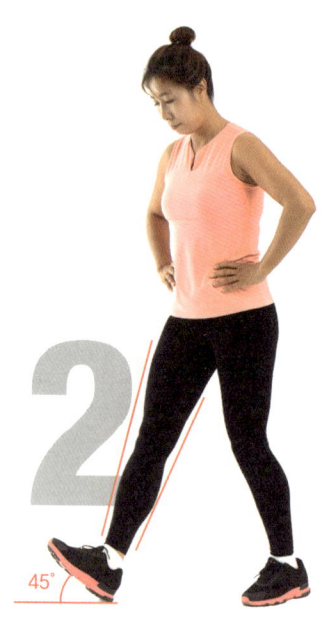

1 다리를 앞으로 편다. 바닥과 발바닥
  의 각도는 45도 정도가 되게 한다.
2 그 상태로 다리를 편다.

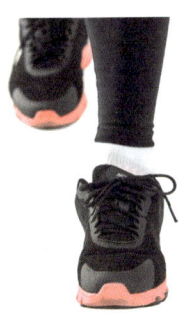

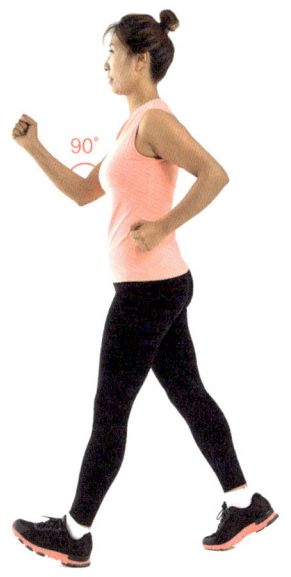

걸을 때 발은 11자가 되게 한
다. 안짱걸음이나 팔자걸음
은 허리나 무릎에 부담이 되니
11자(5~15도 사이)로 걷도록
신경 쓴다.

팔꿈치를 굽혀서 팔을 힘차게 흔
들되 어깨에는 힘을 뺀다. 주먹의
높이는 허리선 위쪽으로 유지한다.

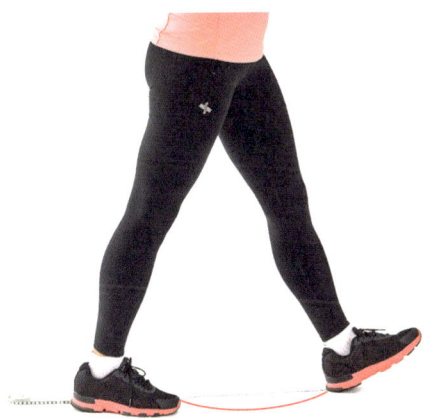

적정 보폭 : 자신의 키−110

보폭은 일반 걸음보다 약간 넓게
한다. 적당한 보폭은 자신의 키에
서 110을 뺀 숫자이다.

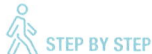
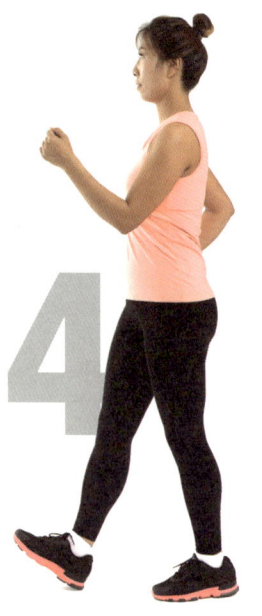

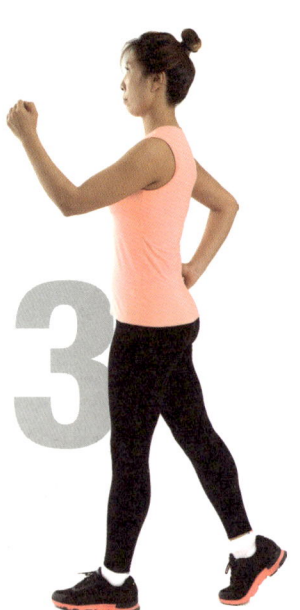

3 팔을 앞뒤로 흔든다. 손이 허리선 위쪽에서 움직이게 유지한다. 척추기립근을 이용해 중심을 잡고 발과 팔을 옮긴다.

4 자연스럽게 발 굴림을 하고, 발끝(엄지발가락)으로 땅을 차듯이 걷는다.

걷는 방향

팔과 다리의
움직임에 유념해
따라해 보자

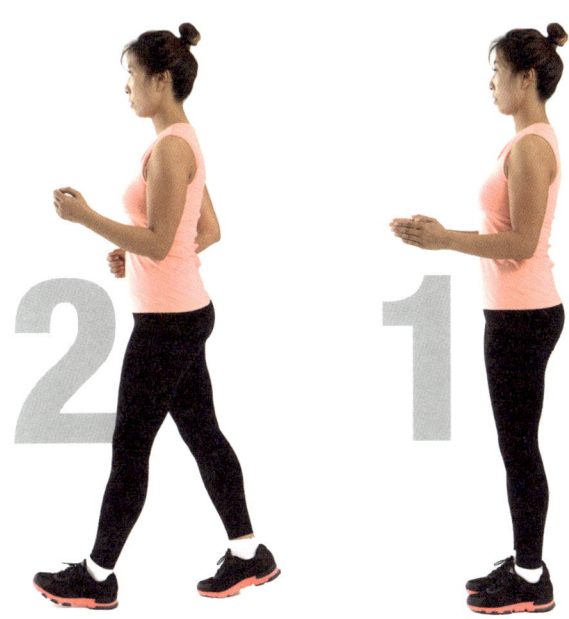

1 몸통과 엉덩이 근육으로 균형을 잡고 양팔을 90도로 유지한다.
2 발을 앞으로 힘 있게 뻗으며, 발뒤축이 땅과 45도가 되게 한다. 발뒤축부
터 발가락 순으로 닿아야 한다. 팔은 90도를 유지한다.

중량운동으로
근육에 휴식을

브레인 워킹이 끝난 뒤에 근육 정돈과 휴식을 통해 몸의 회복을 도와주는 운동을 한다. 걷기는 지구력을 필요로 하는 운동이기 때문에 일정 시간 걷기운동을 하고 나면 근육이 긴장한다. 피로하거나 긴장된 근육을 그대로 방치할 경우 몸이 손상되고 부상이 올 수 있으니 걷기 후에는 반드시 근육을 회복시켜주고 휴식을 취해 풀어주어야 한다.

운동으로 긴장한 근육을 풀기 위해 시작 전 워밍업 스트레칭을 했듯이 운동이 끝난 후 다시 근육을 정돈해 회복시키는 것이다. 집에 들어와서 거실에서 약 10분 정도 하면 좋다. 몸 풀어주는 운동을 귀찮아서 하지 않으면 피로 회복이 늦어진다.

워밍업할 때와 마찬가지로 팔, 어깨, 다리의 근육을 펴서 몸을 이완시켜준다. 각 동작은 15초 정도 유지하면 좋은데, 평소보다 많이 사용했다고 느껴지는 부위는 동작을 20초 정도 유지해주는 것도 괜찮다.

스트레칭도 좋지만 매트 운동, 아령과 의자를 이용한 근력과 중량운동을 추천한다. 물론 워킹과 별개로 근력을 키우기 위해 틈틈이 해주면 좋다.

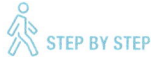

아령운동

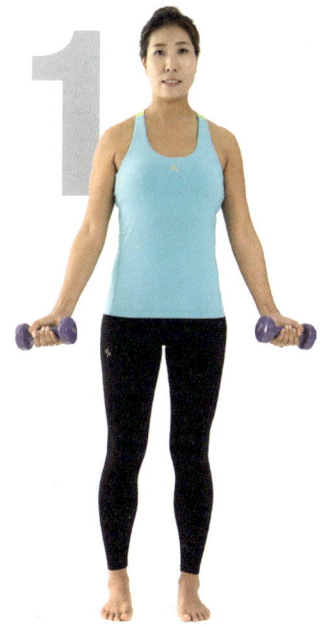

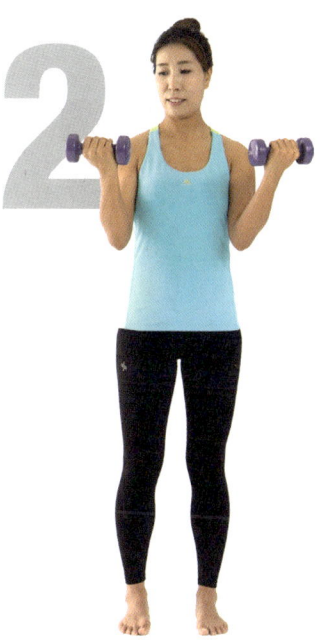

1 양손으로 아령을 편하게 쥔다.
2 양손을 옆구리에 붙이고 가슴
  쪽으로 당겨 올린다.
※ 10회 반복, 3세트한다.

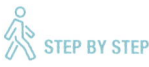
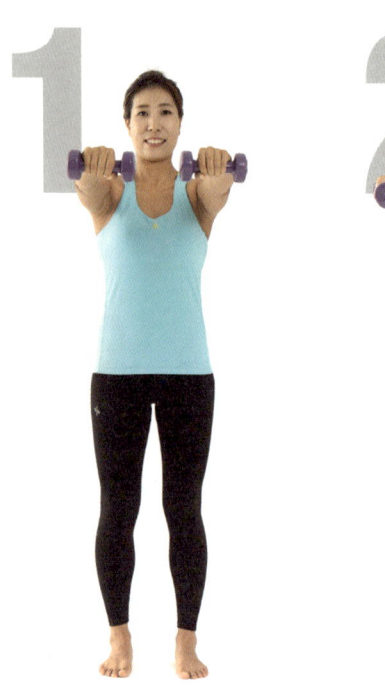

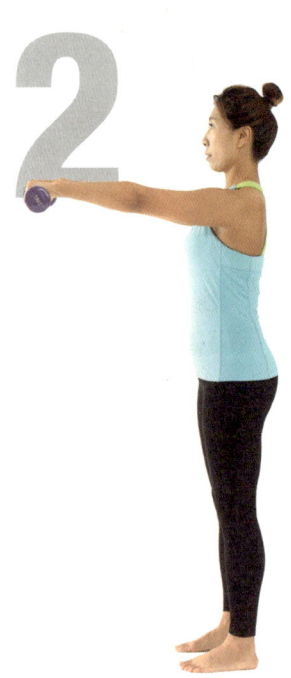

1~2 양손으로 아령을 쥐고 가슴
높이로 올렸다 내린다.
※ 10회 반복, 3세트한다.

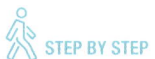
의자에 앉아서 하는 아령운동

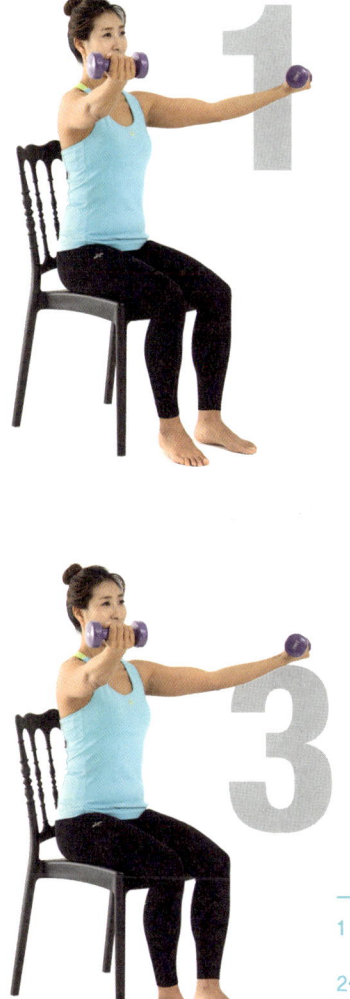

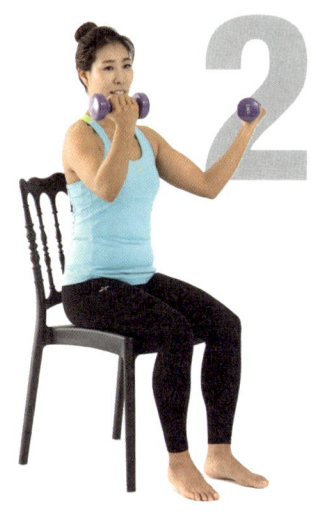

1 의자에 앉아 상체를 90도로 세우고, 아령을
   어깨 높이로 들어올린다.
2~3 양팔을 가슴 쪽으로 당겼다가 편다.
※ 10회 반복, 3세트한다.

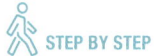
의자에 앉아서 하는 아령운동

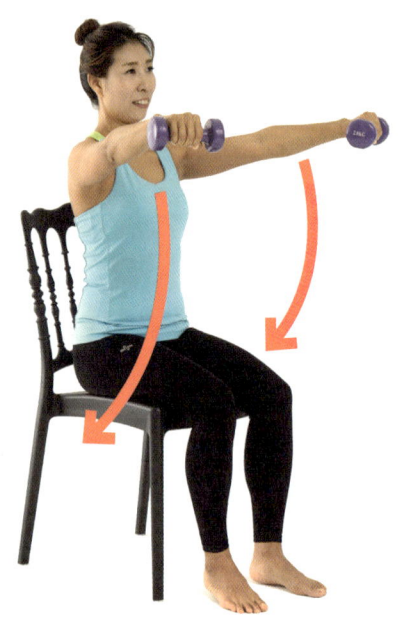

의자에 앉아 상체를 90도로 세우고, 아령을 어깨 높이로 들어올린다. 팔을 편 채로 아래로 내렸다 다시 올린다.

※ 10회 반복, 3세트한다.

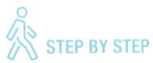
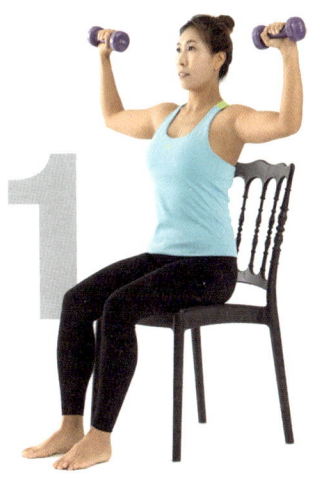

1 의자에 앉아 상체를 90도로 세우고,
   아령을 머리 높이로 들어올린다.
2~3 위로 양팔을 쭉 폈다가 내린다.
※ 10회 반복, 3세트한다.

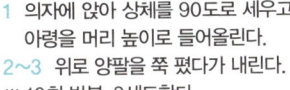

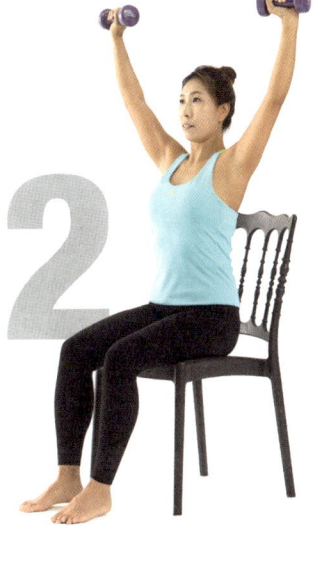

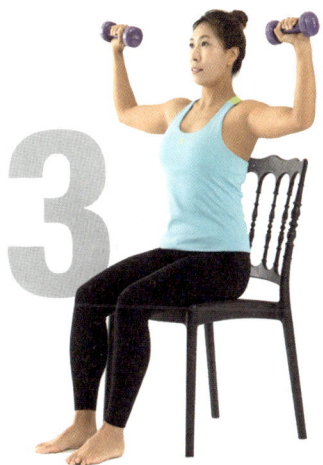

STEP BY STEP

의자운동

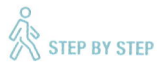

의자 등받이를 잡고 까치발 들기 동작을 한다.
15~30초 유지한다.
※ 10회 반복, 3세트한다.

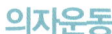

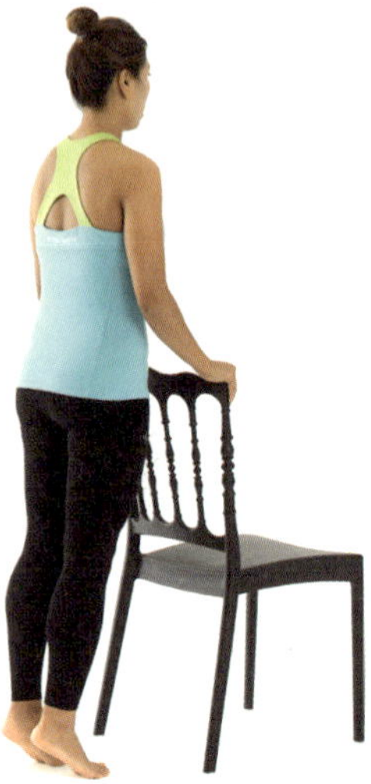

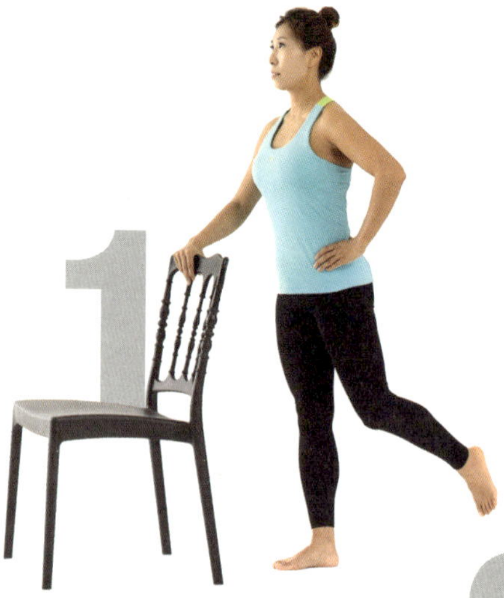

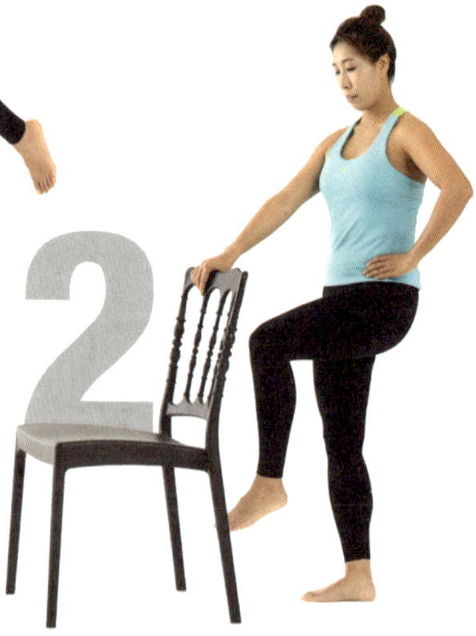

1 한손으로 의자 등받이를 잡고 다리는 뒤로 뺀다.
2 다리를 앞으로 올려 90도 정도를 유지한다.
※ 10회 반복, 3세트한다.

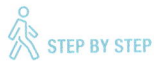
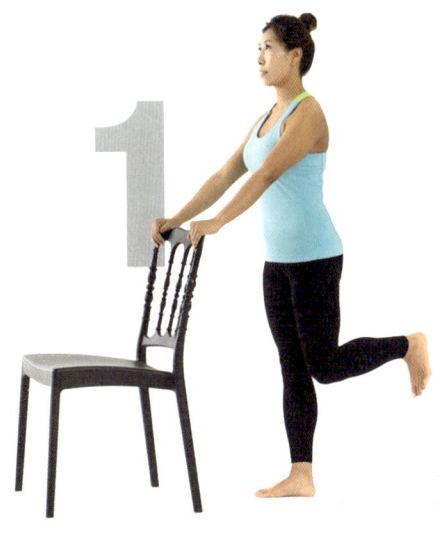

1 양손으로 의자 등받이를 잡
고 다리는 뒤로 올린다.
2 그 상태에서 한쪽 손으로 발
끝을 잡고 뒤로 당겨 올린다.
※ 10회 반복, 3세트한다.

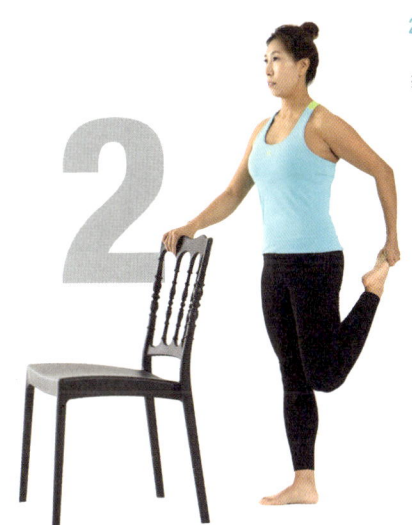

STEP BY STEP

의자운동

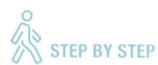

1 의자를 잡고 앉아서 다리를 편 뒤, 양발을 앞으로 90도 되게 들어올린다.

2~3 다리를 가슴 쪽으로 당겼다 편다.

※ 10회 반복, 3세트한다.

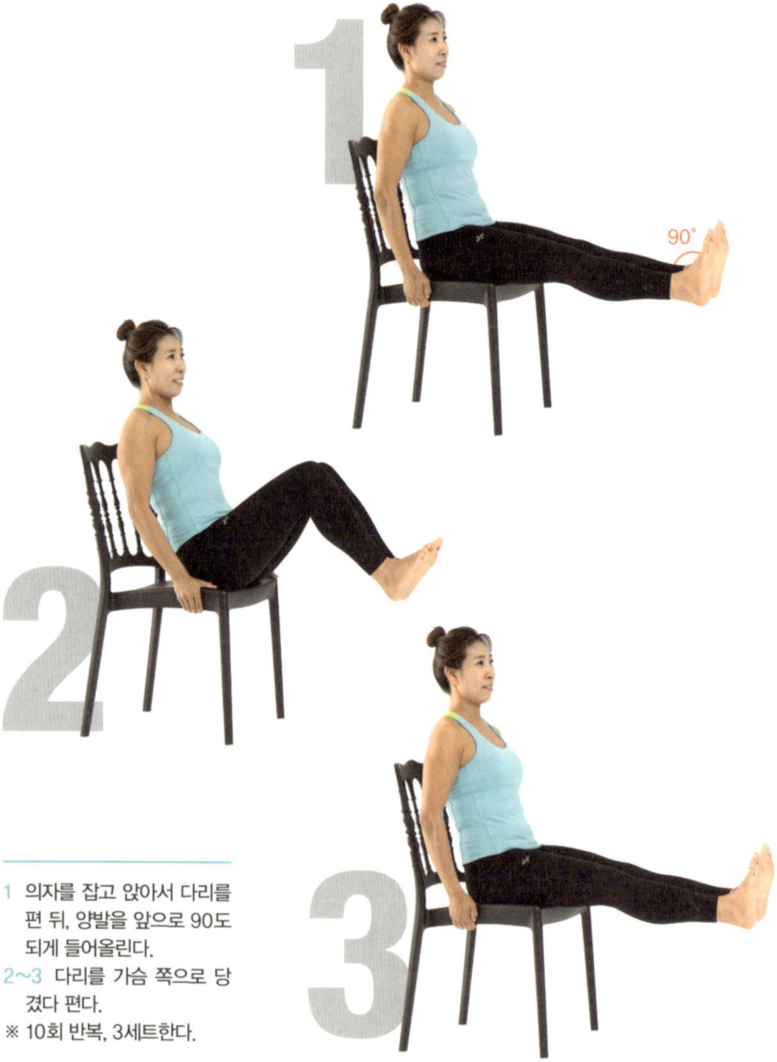

STEP BY STEP

의자운동

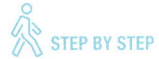

1 의자에 허리를 펴고 앉는다. 팔을 겹쳐 쇄골 쪽에 올린다.
2 팔을 어깨 높이 정도로 앞으로 쭉 뻗는다.
3 의자에서 엉덩이를 들고 허벅지 힘으로 일어난다.
4 몸을 앞으로 숙여서 15~30초 유지한다.

※ 이 동작을 10회 반복한다.

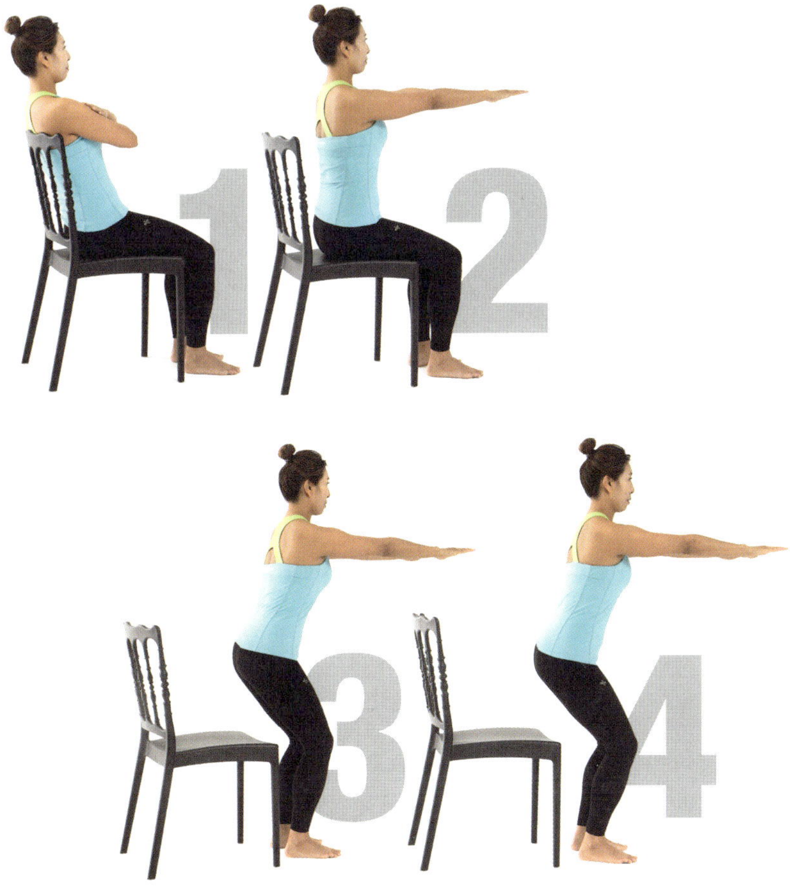

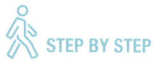
의자운동

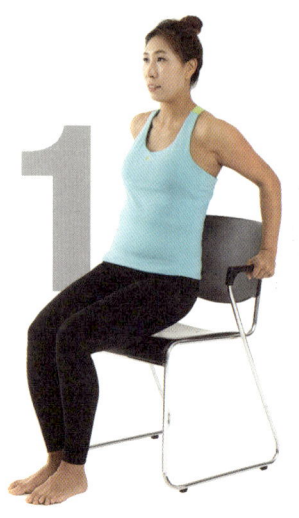

1 무게가 있거나 팔걸이가 있는 고정
된 의자를 활용한다. 팔꿈치를 뒤
로 해서 의자에 살짝 걸터앉는다.
2~3 팔걸이를 잡고, 팔 힘을 이용해
일어났다 앉았다를 반복한다.

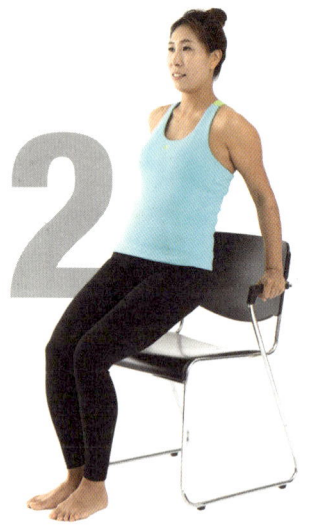

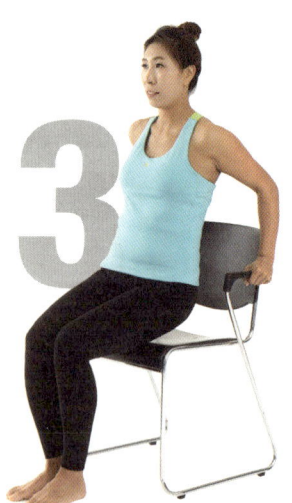

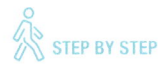
누운 상태에서 팔을 펴고 상
체를 천천히 무릎까지 올렸다
내린다. 반동을 주거나 급한
속도로 움직이지 않는다. 복
근과 골반 힘을 강화한다.
※ 이 동작을 10회 반복한다.

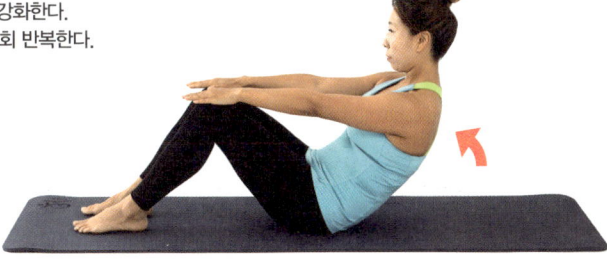

바로 누운 상태에서 무릎이
90가 되도록 허리를 들어올
린다. 양팔과 다리 힘으로 허
리를 들어올린다. 요통 환자
는 하지 않는다.

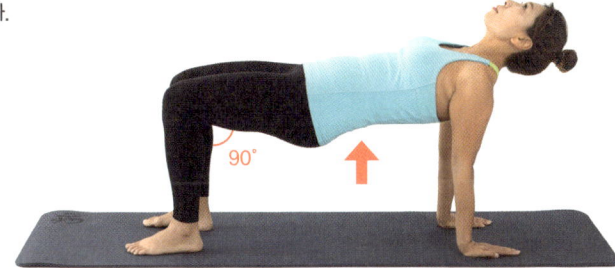

매트운동

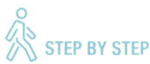

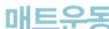

1 매트 위에 엎드린 후 양팔을 가슴 옆에 둔다.
2 팔을 짚고 상체를 서서히 들어 올린다.
3 15초 정도 유지했다 내려간다.

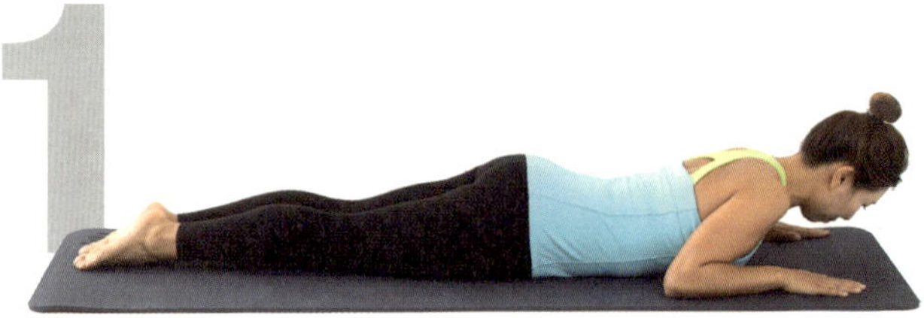

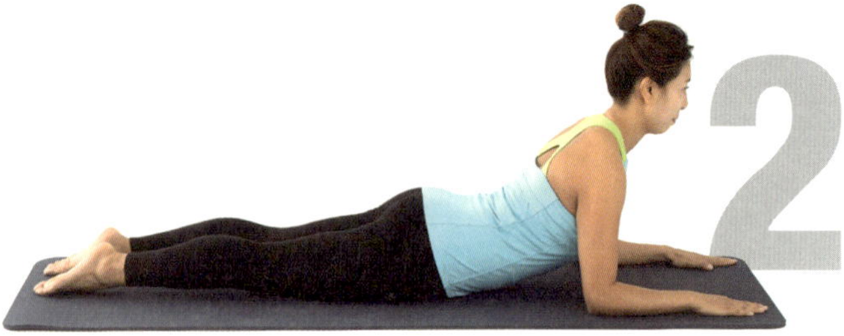

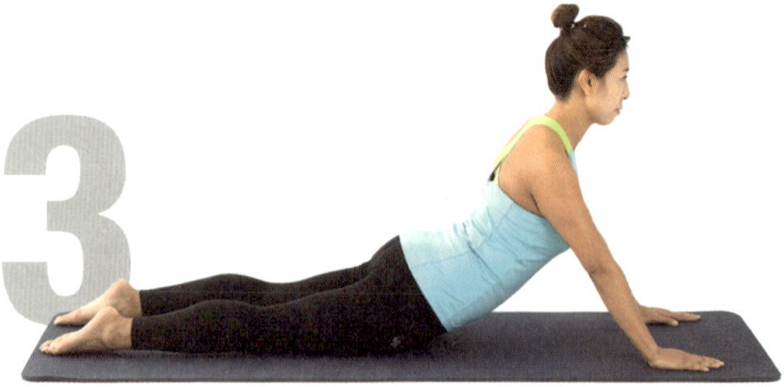

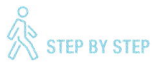
1 매트 위에 누워 무릎을 굽히고
   양팔은 수평이 되게 벌린다.
2 머리와 다리를 반대 방향으로
   움직인다.

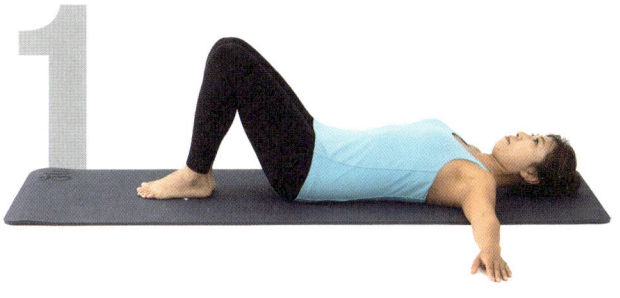

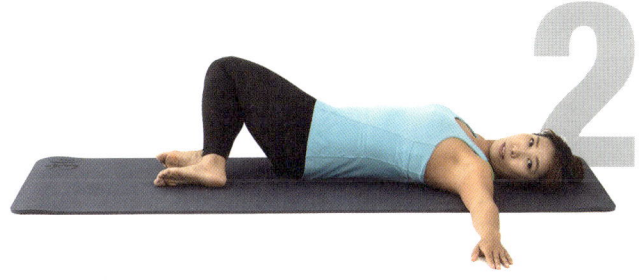

▶▶ 수분 보충 잊지 말자

더운 날에 걷기운동으로 땀을 흘렸다면 운동 중이나 운동이 끝난 후에 수분 보충을 해주자. 운동을 하면 땀과 함께 몸에 있던 미네랄, 탄수화물 등이 빠져나가므로, 그런 성분을 보충해주는 스포츠 음료를 마시는 것도 괜찮다. 단 어떤 계절이든 음료를 너무 차지 않게 해서 마시는 게 좋다.

▶▶ 어떤 운동화를 신으면 좋을까

워킹용 운동화는 러닝용 운동화와는 완전히 다르다. 브레인 워킹의 경우 땅에 제일 먼저 발뒤꿈치가 닿고 발바닥에서 발끝으로 이동하기에 땅을 찰 때까지 발이 지면에 오랫동안 붙어 있는다. 지면에서 발이 많이 떨어지는 달리기와는 발의 움직임 자체가 다르므로 운동화의 기능도 달라야 한다.

워킹용 운동화 선택 방법

- 신발등 : 발등을 제대로 감싸고, 환기성이 있어야 한다.
- 뒤꿈치 : 발뒤꿈치가 제일 먼저 땅에 닿는다. 그래서 운동화의 경우 뒤꿈치 충격 흡수가 뛰어나고, 땅에 닿는 접지면이 비스듬하게 커트돼 있어야 한다. 힐 가드가 뒤꿈치를 확실히 감싸줘야 한다.
- 신발코 : 조금 위로 올라간 것이 좋다.

사이즈 체크 포인트

- 신발코 부분에서 발가락이 편하게 움직일 수 있는 정도의 여유 공간이 있어야 한다.
- 발가락을 신발의 앞까지 밀어 넣었을 때, 발뒤꿈치에 손가락이 하나 들어갈 정도의 공간이 있어야 한다.
- 엄지발가락과 새끼발가락이 있는 부분이 운동화의 압박을 받지 않아야 한다.
- 너무 꽉 맞는 신발도 좋지 않지만 너무 헐거운 것도 좋지 않다.

브레인 워킹을 할 때는 발뒤꿈치가 제일 먼저 땅에 닿는다. 그래서 워킹용 운동화는 뒤꿈치가 땅에 닿을 때 충격을 충분히 흡수해줄 수 있어야 한다. 발뒤꿈치부터 발바닥 전체, 그리고 발끝으로 체중을 이동시키는 '롤링'이 순조롭게 이뤄지도록 부드러워야 한다.

뇌세포를 회복시켜주는 브레인 워킹
12주 프로그램

브레인 워킹을 처음 시작할 때는 속도보다는 기초체력을 튼튼히

하고 컨디션을 조절하는 것이 중요하다. 여기서 제시하는 속도는 이상적인 목표 정도로 생각하자. 속도에 집착해 몸에 무리를 줄 필요 없다. 부상 없이 걷기를 하려면 자신의 몸 상태를 체크하는 게 가장 우선할 일이다. 1~6주 동안은 근력과 유연성 등 기초체력을 기르는 데 집중한다.

가급적 주 5회 혹은 그 이상 하는 것이 좋으며(1주일에 5번, 하루 30분 운동. 세계보건기구에서 권장하는 운동 지침으로 530운동이라 불린다), 브레인 워킹을 하지 않는 날에도 스트레칭은 매일 해야 한다. 건강 상태가 좋지 못하다면 처음부터 무리하지 말자. 몸이 서서히 준비해나갈 수 있도록 적응하는 기간을 두자.

▶▶ 브레인 워킹 1주차

0.8~1.6킬로미터 사이를 걸으면서 자신에게 맞는 속도를 가늠해본다. 목표한 거리를 완주하는 데 의의를 두자. 이 단계에서는 속도를 내는 것보다 몸이 운동에 익숙해지는 것이 더 중요하다.

▶▶ 브레인 워킹 2주차

여전히 몸이 운동에 익숙해지는 단계이다. 너무 욕심 내지 말고 몸이 감당할 수 있는 수준으로 한다. 브레인 워킹을 쉬는 날은 물론이고 워킹 전후에도 준비 운동과 마무리 운동으로 스트레칭을 한다. 이는 기초체력을 다지는 데 큰 도움이 된다.

▶▶ 브레인 워킹 3~4주차

더 자주, 더 오래 걷게 되므로 충분한 스트레칭이 필수다. 4주째부터는 각각의 스트레칭 동작마다 15~20초의 시간을 유지한다. 이 무렵부터는 수영이나 웨이트 트레이닝을 병행해도 좋다.

▶▶ 브레인 워킹 5~6주차

걷는 속도와 걷는 거리를 조금씩 늘려가는 단계다. 단, 자신의 몸에 무리가 가지 않는 선에서 조절한다.

▶▶ 브레인 워킹 7주차

브레인 워킹에 익숙해져 기술과 체력이 늘어난 시기이므로, 속력을 조금 높인다. 단 숨이 가쁘거나 걸으면서 말을 할 수 없을 정도로 무리하지는 말자. 몸이 조금 버거우면 5주차 일정으로 되돌아가서 다시 훈련한다.

▶▶ 브레인 워킹 8~12주차

8주차가 넘어가면 걸음 속도를 조금 더 올리자. 단 자기 몸 상태를 점검해가면서 너무 무리하지 않도록 해야 한다

주	일요일	월요일	화요일	수요일	목요일	금요일	토요일	총 거리
1	휴식 스트레칭 10분	1.6km 걷기 (※)		휴식 스트레칭 10분	1.6km 걷기 (※)	휴식 스트레칭 10분	1.6km 걷기 (※)	6.4km
2	휴식 스트레칭 10분	1.6km 걷기 (※)	휴식 스트레칭 10분	1.6km 걷기 (※)	휴식 스트레칭 10분	1.6km 걷기 (※)	휴식 스트레칭 10분	4.8km
3	1.6km 걷기 (※)	1.6km 걷기 (※)	휴식 스트레칭 10분	휴식 스트레칭 10분	1.6km 걷기 (※)			9.6km
4		3.2km 걷기 (※)			스트레칭 10분	중량운동 15분	스트레칭 10분	9.6km
5	휴식 이완운동 10분	3.2km 걷기 (※)	휴식 이완운동 10분	중량운동 30분	4.8km 걷기 (※)	휴식 이완운동 15분	3.2km 걷기 (※)	11.2km
6	3.2km 걷기 (※)	4.8km 걷기 (※)	휴식 스트레칭 15분	중량운동 매트운동 30분	3.2km 걷기 (※)			17.6km

※ 브레인 워킹 1~3주차까지는 1분은 빠르게, 1분은 느리게 걷기를 반복한다.
4~6주차까지는 3분은 빠르게, 3분은 느리게 걷기를 반복한다.

표 4-1 브레인워킹 12주 프로그램

주차								합계
7	4.8km 걷기 (※)	3.2km 걷기 (※)	이령운동 매트운동 30분	휴식 스트레칭 15분	4.8km 걷기 (※)	3.2km 걷기 (※)	1.6km 걷기 (※)	17.6km
8	3.2km 걷기 (※)			이령운동 15분	4.8km 걷기 (※)	휴식 스트레칭 15분	3.2km 걷기 (※)	17.6km
9	3.2km 걷기 (※)	4.8km 걷기 (※)	이령운동 매트운동 30분	3.2km 걷기 (※)	4.8km 걷기 (※)	휴식 중량운동 10분	3.2km 걷기 (※)	19.2km
10	4.8km 걷기 (※)	휴식 중량운동 10분	이령운동 매트운동 30분	3.2km 걷기 (※)	4.8km 걷기 (※)			22.4km
11	4.8km 걷기 (※)	4.8km 걷기 (※)	휴식 스트레칭 15분	중량운동 매트운동 30분	4.8km 걷기 (※)			24km
12	6.4km 걷기 (※)	4.8km 걷기 (※)	중량운동 매트운동 30분	6.4km 걷기 (※)	4.8km 걷기 (※)	휴식 스트레칭 15분	6.4km 걷기 (※)	28.8km

※ 브레인 워킹 7~9주차까지는 5분은 빠르게, 5분은 느리게 걷기를 반복한다.
10~12주차까지는 7분은 빠르게, 7분은 느리게 걷기를 반복한다.

치매 예측 AI 프로그램

일반인들은 자신의 걸음 속도에 대해서 스스로 인지하지 못하는 경우가 많다. 혹은 걸음걸이 속도가 느려졌다고 해도 변했다는 것을 모를 수 있다. 특히 예비치매나 경도인지장애의 잠복기 때는 이를 알아차리기가 더욱 어렵다. 그러니 본인이 체감하지 못하더라도 걸음걸이 속도나 패턴, 발의 움직임을 분석해서 통계를 내주는 시스템이나 프로그램이 있다면 상당한 도움이 된다.

최근에는 생체신호를 읽음으로써 걸음걸이 속도나 패턴의 분석에 도움을 주는 프로그램들이 나와 있다. 디멘시아워처와 브레인워크 1.36이 그 대표적인 프로그램이다. 그동안 대부분 걷기 앱들은 몇 킬로를 걸었는지, 몇 보나 걸었는지, 소모된 칼로리가 얼마인지, 체중은 얼마나 줄었는지에 집중돼 있었다. 즉 엑서사이즈 모드, 운동 모드였다. 그러나 이 두 가지 앱은 걸음걸이 속도와 패턴을 분석함으로써 인지기능의 장애 여부를 알아내는 척도로 활용한다.

정상 보행과 비정상 보행을 구분하는 게 어렵고, 자신의 걸음걸이 속도와 패턴을 직접 계산하기는 더욱 어렵다. 그러니 이들 앱을 통해서 손쉽고 정확하게 걸음걸이 속도와 패턴을 알아볼 수 있다는 것은 치매 예방에 있어 획기적인 일이다.

신발에 부착된 센서로 생체신호를 읽는
디멘시아워처

디멘시아워처는 일상생활 속 보행 형태 변화를 분석할 수 있는 효과적인 앱이다. 걸음의 평균 속도 변화를 모니터링해 경도인지장애의 발생 시점과 진행 상태를 예측하는 도구로 활용할 수 있다. 또한 걷기운동이 뇌의 인지 기능을 높인다는 선행 연구결과를 바탕으로 걷기운동을 장려하기 위한 도구로 활용될 수 있다.

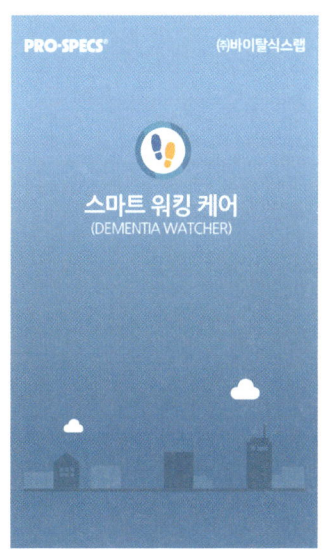

Intro 화면

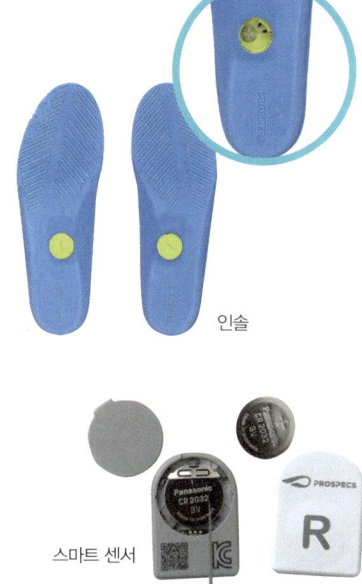

인솔

스마트 센서

디멘시아워처 화면

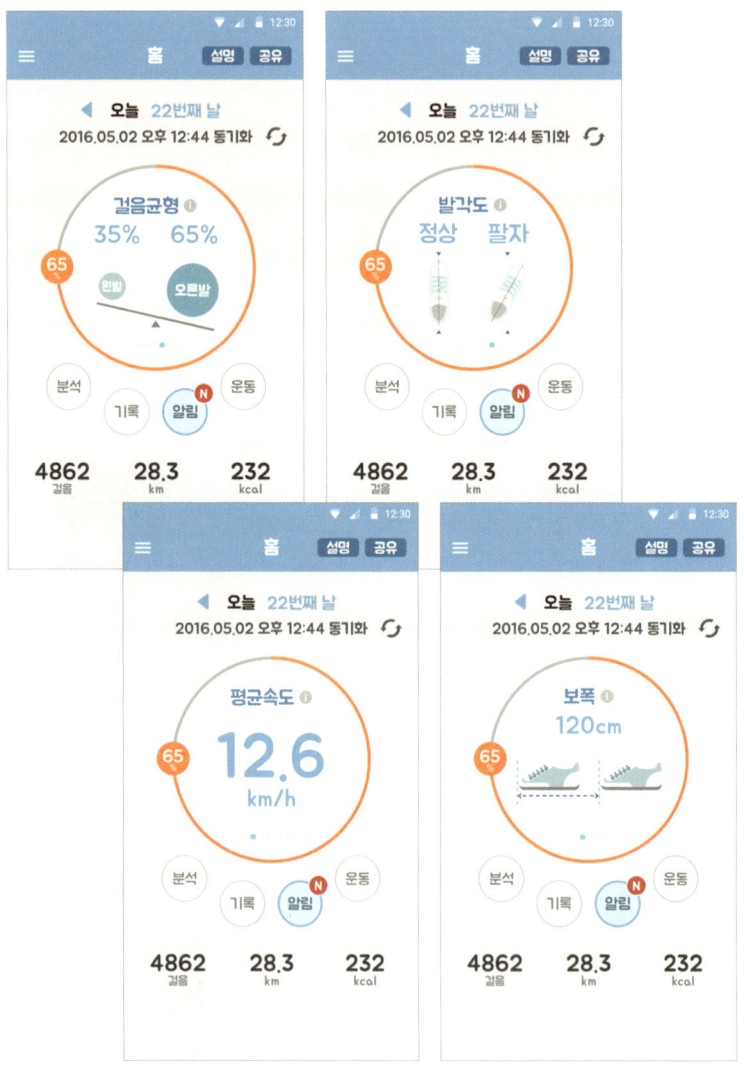

GPS로 생체신호를 읽는
브레인워크 1.36

브레인워크 1.36은 GPS로 걸음걸이를 파악한다. 몇 킬로미터를 몇 시간 동안 어떤 속도로 걸었는지 통계치를 내서 분석해준다. 뇌의 인지기능이 떨어지기 시작하면 걸음 속도가 줄어드는데, 브레인워크 1.36은 의학적 자료에 근거해 1초 동안 걸음 속도를 계산해서 건강 나이를 안내해준다. 이 수치로 예비치매 위험도를 판단하는 경도인지장애를 판별할 수 있다.

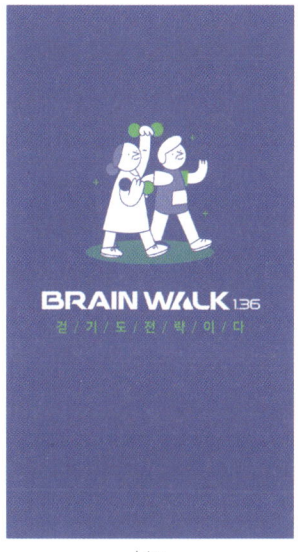

Intro

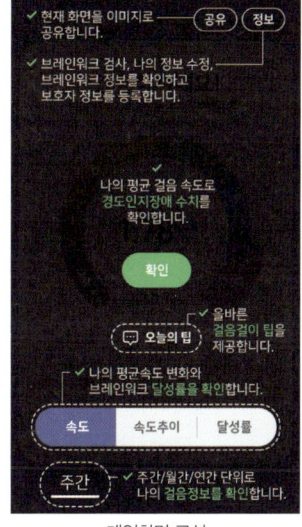

메인화면 구성

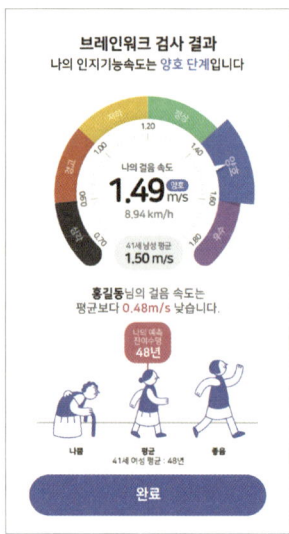

브레인워크 검사 결과

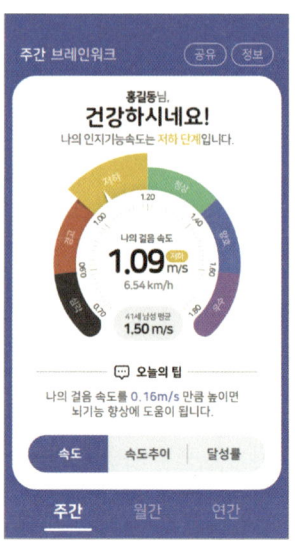

브레인워크 - 주간

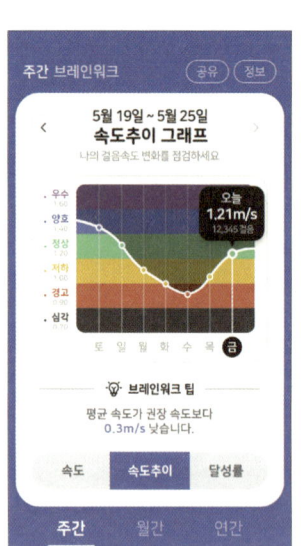

속도추이 - 주간

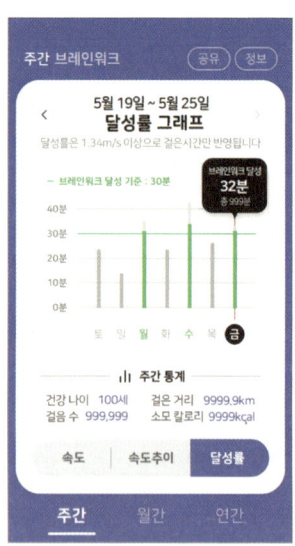

달성률 - 주간

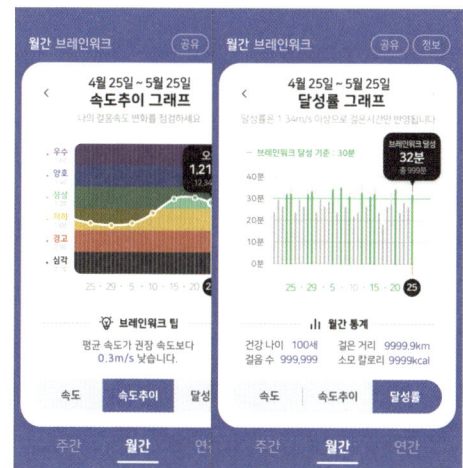

속도추이 – 월간   달성률 – 월간

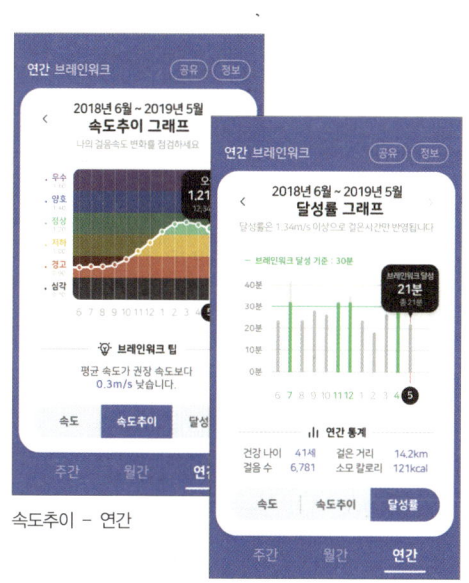

속도추이 – 연간

달성률 – 연간

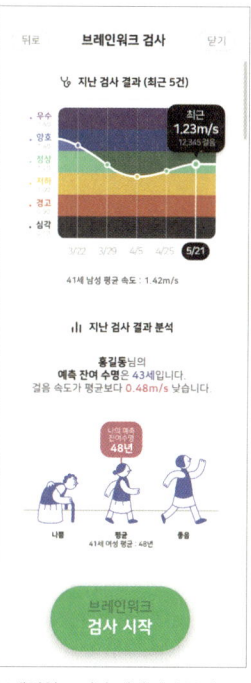

브레인워크 지난 검사결과 분석

참고문헌

1. Wade D. "Measurement in Neurological Rehabilitation". Oxford: University Press;1992.

2. Richards CL, Olney SJ. Hemiparetic gait following stroke. Part II:Recovery and physical therapy. Gait Posture. 1996;149-162.

3. Steffen TM, Hacker TA, Mollinger L. Age-and gender-related test performance in community-dwelling elderly people: Six-Minute Walk Test, Berg Balance Scale, Timed Up & Go Test, and gait speeds. Phys Ther. 2002;82:128-137.

4. van Iersel MB, Munneke M, Esselink RA, Benraad CE, Olde Rikkert MG. Gait velocity. and the Timed-Up-and-Go test were sensitive to changes in mobility in frail elderly patients. J Clin Epidemiol. 2008;61:186-191.

5. Harada N, Chiu V, Damron-Rodriguez J, Fowler E, Siu A, Reuben DB. Screening for balance and mobility impairment in elderly individuals living in residential care. facilities. Phys Ther. 1995;75:462-469.

6. Perry J, Garrett M, Gronley JK, Mulroy SJ. Classification of walking handicap in the stroke population. Stroke. 1995;26:982-989.

7. Mangione KK, Craik RL, Lopopolo R, Tomlinson JD, Brenneman S. Predictors of gait. speed in patients after hip fracture. Physiother Can. 2007;59:10-18.

8. Studenski S, Perera S, Wallace D, et al. Physical performance measures in the clinical. setting. J Am Geriatr Soc. 2003;51:314-322.

9. Purser JL, Weinberger M, Cohen HJ, et al. Walking speed predicts health status and. hospital costs for frail elderly male veterans. J Rehabil Res Dev. 2005;42:535-546.

10. Brach JS, VanSwearingen JM, Newman AB, Kriska AM. Identifying early decline of. physical function in community-dwelling older women: performance-

based and. selfreport measures. Phys Ther. 2002;82:320-328.

11. Montero-Odasso M, Schapira M, Soriano ER, Varela M, Kaplan R, Camera LA, Mayorga LM. Gait velocity as a single predictor of adverse events in healthy seniors. aged 75 years and older. J Gerontol A Biol Sci Med Sci. 2005;60:1304-1309.

12. Rabadi MH, Blau A. Admission ambulation velocity predicts length of stay and discharge disposition following stroke in an acute rehabilitation hospital. Neurorehabil Neural Repair. 2005;19:20-26.

13. Salbach NM, Mayo NE, Higgins J, Ahmed S, Finch LE, Richards CL. Responsiveness and predictability of gait speed and other disability measures in acute stroke. Arch Phys. Med Rehabil. 2001;82:1204-1212.

14. Hardy SE, Perera S, Roumani YF, Chandler JM, Studenski SA. Improvement in usual gait speed predicts better survival in older adults. J Am Geriatr Soc. 2007;55:1727-1734.

15. Goldie PA, Matyas TA, Evans OM. Deficit and change in gait velocity during rehabilitation after stroke. Arch Phys Med Rehabil.1996;77:1074-1082.

16. Guimaraes RM, Isaacs B. Characteristics of the gait in old people who fall. Int Rehabil Med. 1980;2:177-180.

17. Maki BE. Gait changes in older adults: predictors of falls or indicators of fear. J Am. Geriatr Soc. 1997;45:313-320.

18. Schmid A, Duncan PW, Studenski S, et al Improvements in speed-based gait. classifications are meaningful. Stroke.2007;38:2096-2100.

19. Bowden MG, Balasubramanian CK, Behrman AL, Kautz SA. Validation of a speed-based classification system using quantitative measures of walking performance poststroke. Neurorehabil Neural Repair. 2008;22:672-675.

20. Guralnik JM, Ferrucci L, Pieper CF, et al. Lower extremity function and subsequent disability: consistency across studies, predictive models, and value

of gait speed alone compared with the short physical performance battery. J Gerontol A Biol Sci Med Sci. 2000;55:M221-231.

21. Reuben DB. Medical care for the final years of life: "When you're 83, it's not going to be 20 years" JAMA. 2009;302(24):2686 – 2694.

22. Lubitz J, Cai L, Kramarow E, Lentzner H. Health, life expectancy, and health care spending among the elderly. N Engl J Med. 2003;349(11):1048 – 1055.

23. Fried LP, Kronmal RA, Newman AB, et al. Risk factors for 5-year mortality in older adults. JAMA. 1998;279(8):585 – 592.

24. Lee SJ, Lindquist K, Segal MR, Covinsky KE. Development and validation of a prognostic index for 4-year mortality in older adults. JAMA. 2006;295 (7):801 – 808.

25. Schonberg MA, Davis RB, McCarthy EP, Marcantonio ER. Index to predict 5-year mortality of community-dwelling adults aged 65 and older using data from the National Health Interview Survey. J Gen Intern Med. 2009;24(10):1115 – 1122. [

26. Cesari M, Kritchevsky SB, Newman AB, et al. Health, Aging and Body Composition Study. Added value of physical performance measures in predicting adverse health-related events. J Am Geriatr Soc. 2009;57(2):251 – 259.

27. Cesari M, Kritchevsky SB, Penninx BW, et al. Prognostic value of usual gait speed in well-functioning older people. J Am Geriatr Soc. 2005;53(10):1675 – 1680.

28. Markides KS, Stroup-Benham C, Black S, Satis S, Perkowski L, Ostir G. The health of Mexican American elderly: Selected findings from the Hispanic EPESE. In: Wykle ML, Ford A, editors. Serving Minority Elders in the 21st Century. New York, NY: Springer; 1999. pp. 72 – 90.

29. Ostir GV, Kuo YF, Berges IM, Markides KS, Ottenbacher KJ. Measures of lower body function and risk of mortality over 7 years of follow-up. Am J Epidemiol. 2007;166(5):599 – 605.

30. Rolland Y, Lauwers-Cances V, Cesari M, Vellas B, Pahor M, Grandjean H. Physical performance measures as predictors of mortality in a cohort of community-dwelling older French women. Eur J Epidemiol. 2006;21(2):113 – 122.

31. Rosano C, Newman AB, Katz R, Hirsch CH, Kuller LH. Association between lower digit symbol substitution test score and slower gait and greater risk of mortality and of developing incident disability in well-functioning older adults. J Am Geriatr Soc. 2008;56(9):1618 – 1625.

32. Woo J, Ho SC, Yu AL. Walking speed and stride length predicts 36 months dependency, mortality, and institutionalization in Chinese aged 70 and older. J Am Geriatr Soc. 1999;47(10):1257 – 1260.

33. Abellan van Kan G, Rolland Y, Andrieu S, et al. Gait speed at usual pace as a predictor of adverse outcomes in community-dwelling older people. J Nutr Health Aging. 2009;13(10):881 – 889.

34. Hall WJ. Update in geriatrics. Ann Intern Med. 2006;145(7):538 – 543.

35. Lavsky-Shulan M, Wallace RB, Kohout FJ, Lemke JH, Morris MC, Smith IM. Prevalence and functional correlates of low back pain in the elderly: the Iowa 65+ Rural Health Study. J Am Geriatr Soc. 1985;33(1):23 – 28.

36. Visser M, Deeg DJ, Lips P, Harris TB, Bouter LM. Skeletal muscle mass and muscle strength in relation to lower-extremity performance in older men and women. J Am Geriatr Soc. 2000;48(4):381 – 386.

37. Visser M, Goodpaster BH, Kritchevsky SB, et al. Muscle mass, muscle strength, and muscle fat infiltration as predictors of incident mobility limitations in well-functioning older persons. J Gerontol A Biol Sci Med. 2005;60(3):324 – 333.

38. Ferrucci L, Bandinelli S, Benvenuti E, et al. Subsystems contributing to the decline in ability to walk. J Am Geriatr Soc. 2000;48(12):1618 – 1625.

39. Orwoll E, Blank JB, Barrett-Connor E, et al. Design and baseline characteristics

of the osteoporotic fractures in men (MrOS) study. Contemp Clin Trials. 2005;26(5):569 – 585.

40. Plan and operation of the Third National Health and Nutrition Examination Survey, 1988 – 94. Hyattsville, MD: National Center for Health Statistics, US Dept of Health and Human Services Services; 2004. PHS 94 – 1308.

41. Studenski S, Perera S, Wallace D, et al. Physical performance measures in the clinical setting. J Am Geriatr Soc. 2003;51(3):314 – 322.

42. Cummings SR, Black DM, Nevitt MC, et al. The Study of Osteoporotic Fractures Research Group. Appendicular bone density and age predict hip fracture in women. JAMA. 1990;263(5):665 – 668.

43. Fried LP, Borhani NO, Enright P, et al. The Cardiovascular Health Study. Ann Epidemiol. 1991;1(3):263 – 276.

44. Guralnik JM, Ferrucci L, Pieper CF, et al. Lower extremity function and subsequent disability: consistency across studies, predictive models, and value of gait speed alone compared with the short physical performance battery. J Gerontol A Biol Sci Med Sci. 2000;55(4):M221 – M231.

45. Bohannon RW. Comfortable and maximum walking speed of adults aged 20 – 79 years: reference values and determinants. Age Ageing. 1997;26(1):15 – 19.

46. Guralnik JM, Simonsick EM, Ferrucci L, et al. A short physical performance battery assessing lower extremity function: association with self-reported disability and prediction of mortality and nursing home admission. J Gerontol. 1994;49(2):M85 – M94.

47. Washburn RA, Smith KW, Jette AM, Janney CA. The Physical Activity Scale for the Elderly (PASE): development and evaluation. J Clin Epidemiol. 1993;46(2):153 – 162.

48. Martin FC, Hart D, Spector T, Doyle DV, Harari D. Fear of falling limiting activity in young-old women is associated with reduced functional mobility rather

than psychological factors. Age Ageing. 2005;34 (3):281 – 287.

49. Lawless JF. Statistical Models and Methods for Lifetime Data. New York, NY: Wiley; 2002.

50. Thernau TM, Grambsch PM. Modeling Survival Data: Extending the Cox Model. New York, NY: Springer; 2000.

51. Cochran WG. The combination of estimates from different experiments. Biometrics. 1954;10(1):101 – 129.

52. Higgins JP, Thompson SG. Quantifying heterogeneity in a meta-analysis. Stat Med. 2002;21 (11):1539 – 1558.

53. DerSimonian R, Laird N. Meta-analysis in clinical trials. Control Clin Trials. 1986;7(3):177 – 188.

54. Klein JP, Moeschberger M. Survival Analysis: Techniques for Censored and Truncated Data. New York, NY: Springer; 1997.

55. Katsahian S, Latouche A, Mary JY, Chevret S, Porcher R. Practical methodology of meta-analysis of individual patient data using a survival outcome. Contemp Clin Trials. 2008;29(2):220 – 230.

56. Kalbfleisch JD, Prentice RL. The Statistical Analysis of Failure Time Data. New York, NY: Wiley; 1980.

57. Apfel CC, Kranke P, Greim CA, Roewer N. What can be expected from risk scores for predicting postoperative nausea and vomiting? Br J Anaesth. 2001;86(6):822 – 827.

58. Dear KB. Iterative generalized least squares for meta-analysis of survival data at multiple times. Biometrics. 1994;50(4):989 – 1002.

59. Atkinson HH, Rosano C, Simonsick EM, et al. Health ABC study. Cognitive function, gait speed decline, and comorbidities. J Gerontol A Biol Sci Med Sci. 2007;62(8):844 – 850.

60. Baezner H, Blahak C, Poggesi A, et al. LADIS Study Group. Association of gait

and balance disorders with age-related white matter changes. Neurology. 2008;70(12):935 - 942.

61. Buchman AS, Boyle PA, Leurgans SE, Evans DA, Bennett DA. Pulmonary function, muscle strength, and incident mobility disability in elders. Proc Am Thorac Soc. 2009;6(7):581 - 587.

62. Callisaya ML, Blizzard L, Schmidt MD, McGinley JL, Lord SR, Srikanth VK. A population-based study of sensorimotor factors affecting gait in older people. Age Ageing. 2009;38(3):290 - 295.

63. Cham R, Studenski SA, Perera S, Bohnen NI. Striatal dopaminergic denervation and gait in healthy adults. Exp Brain Res. 2008;185(3):391 - 398.

64. Cuoco A, Callahan DM, Sayers S, Frontera WR, Bean J, Fielding RA. Impact of muscle power and force on gait speed in disabled older men and women. J Gerontol A Biol Sci Med Sci. 2004;59(11):1200 - 1206.

65. Fitzpatrick AL, Buchanan CK, Nahin RL, et al. Ginkgo Evaluation of Memory (GEM) Study Investigators. Associations of gait speed and other measures of physical function with cognition in a healthy cohort of elderly persons. J Gerontol A Biol Sci Med Sci. 2007;62(11):1244 - 1251.

66. Fried LF, Lee JS, Shlipak M, et al. Chronic kidney disease and functional limitation in older people. J Am Geriatr Soc. 2006;54(5):750 - 756.

67. Holtzer R, Verghese J, Xue X, Lipton RB. Cognitive processes related to gait velocity. Neuropsychology. 2006;20(2):215 - 223.

68. Kerrigan DC, Lee LW, Collins JJ, Riley PO, Lipsitz LA. Reduced hip extension during walking. Arch Phys Med Rehabil. 2001;82(1):26 - 30.

69. Kuo CK, Lin LY, Yu YH, Wu KH, Kuo HK. Inverse association between insulin resistance and gait speed in nondiabetic older men. BMC Geriatr. 2009;9:49.

70. Nebes RD, Pollock BG, Halligan EM, Kirshner MA, Houck PR. Serum anticholinergic activity and motor performance in elderly persons. J Gerontol A

Biol Sci Med Sci. 2007;62(1):83-85.

71. Rosano C, Aizenstein HJ, Studenski S, Newman AB. A regions-of-interest volumetric analysis of mobility limitations in community-dwelling older adults. J Gerontol A Biol Sci Med Sci. 2007;62(9):1048-1055.

72. Volpato S, Blaum C, Resnick H, Ferrucci L, Fried LP, Guralnik JM Women's Health and Aging Study. Comorbidities and impairments explaining the association between diabetes and lower extremity disability. Diabetes Care. 2002;25(4):678-683.

73. Jones LM, Waters DL, Legge M. Walking speed at self-selected exercise pace is lower but energy cost higher in older versus younger women. J Phys Act Health. 2009;6(3):327-332.

74. Mian OS, Thom JM, Ardigò LP, Narici MV, Minetti AE. Metabolic cost, mechanical work, and efficiency during walking in young and older men. Acta Physiol (Oxf) 2006;186(2):127-139.

75. Cesari M, Onder G, Zamboni V, et al. Physical function and self-rated health status as predictors of mortality. BMC Geriatr. 2008;8:34.

76. Markides KS, Black SA, Ostir GV, Angel RJ, Guralnik JM, Lichtenstein M. Lower body function and mortality in Mexican American elderly people. J Gerontol A Biol Sci Med Sci. 2001;56(4):M243-M247.

77. Inouye SK, Peduzzi PN, Robison JT, Hughes JS, Horwitz RI, Concato J. Importance of functional measures in predicting mortality among older hospitalized patients. JAMA. 1998;279(15):1187-1193.

78. Keeler E, Guralnik JM, Tian H, Wallace RB, Reuben DB. The impact of functional status on life expectancy in older persons. J Gerontol A Biol Sci Med Sci. 2010;65(7):727-733.

79. Mazzaglia G, Roti L, Corsini G, et al. Screening of older community-dwelling people at risk for death and hospitalization: the Assistenza Socio-Sanitaria in

Italia project. J Am Geriatr Soc. 2007;55(12):1955 – 1960.

80. Ostbye T, Steenhuis R, Wolfson C, Walton R, Hill G. Predictors of five-year mortality in older Canadians. J Am Geriatr Soc. 1999;47(10):1249 – 1254.

81. Keeler E, Guralnik JM, Tian H, Wallace RB, Reuben DB. The impact of functional status on life expectancy in older persons. J Gerontol A Biol Sci Med Sci. 2010;65(7):727 – 733.

82. United States Life Tables. 2010. [Accessed November 29, 2010].

83. Graham JE, Ostir GV, Fisher SR, Ottenbacher KJ. Assessing walking speed in clinical research. J Eval Clin Pract. 2008;14(4):552 – 562.

84. Graham JE, Ostir GV, Kuo YF, Fisher SR, Ottenbacher KJ. `Relationship between test methodology and mean velocity in timed walk tests: a review. Arch Phys Med Rehabil. 2008;89(5):865 – 872.

85. Gill TM. Assessment of function and disability in longitudinal studies. J Am Geriatr Soc. 2010;58 (suppl 2):S308 – S312.

86. Newman AB, Simonsick EM, Naydeck BL, et al. Association of long-distance corridor walk performance with mortality, cardiovascular disease, mobility limitation, and disability. JAMA. 2006;295(17):2018 – 2026.

87. Solway S, Brooks D, Lacasse Y, Thomas S. A qualitative systematic overview of the measurement properties of functional walk tests used in the cardiorespiratory domain. Chest. 2001;119(1):256 – 270.

88. Simonsick EM, Newman AB, Visser M, et al. Health, Aging and Body Composition Study. Mobility limitation in self-described well-functioning older adults. J Gerontol A Biol Sci Med Sci. 2008;63(8):841 – 847.

89. 정재승, 정용, 김대수, 《1.4킬로그램의 우주, 뇌》, 사이언스북스, 2014

90. 존 레이티, 에릭 헤이거먼, 《운동화 신은 뇌》, 이상헌 옮김, 북섬, 2009

91. 박수현, 《웰니스 WELLNESS》, 랜덤하우스코리아, 2010

92. 다나카 나오키, 《나는 당신이 오래오래 걸었으면 좋겠습니다》, 송소정 옮김, 포레스트북스,

2018

93. 오시마 기요시, 《걸을수록 뇌가 젊어진다》, 성기홍, 황소연 옮김, 전나무숲, 2007

94. 딘 버넷, 《엄청나게 똑똑하고 아주 가끔 엉뚱한 뇌 이야기》, 임수미 옮김, 미래의창, 2018

95. 마쓰바라 에이타, 《치매의 싹을 뽑아내라》, 이정은 옮김, 예인, 2012

96. 레베카 솔닛, 《걷기의 역사》, 김정아 옮김, 민음사, 2003

97. 아리타 히데오, 《뇌를 행복하게 하라》, 성기홍, 장지훈, 정동춘 옮김, 푸른솔, 2007

98. 에드먼드 첸, 《수명 120 시대를 여는 노화방지 의학》, 정누시아 옮김, 지엠홀딩, 2016

99. 김헌경, 《근육이 연금보다 강하다》, 비타북스, 2019

100. 니나 바로우, 《파워 워킹》, 성기홍 옮김, 21세기북스, 2004

101. 인천광역시광역치매센터, 〈2018 인천광역시광역치매센터 치매전문 아카데미〉

102. 중앙치매센터 https://www.nid.or.kr